Wang
Gesund durch
chinesische Medizin

W0188334

Gesund durch chinesische Medizin

Vorsorge und Selbsthilfe mit Qigong, Ernährung und Akupressur

Von Dr. chin. med. Qin Wang

Bearbeitet von Dr. habil. Roland Pietsch

Mit 133 Abbildungen

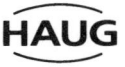

Karl F. Haug Verlag · Heidelberg

Die Deutsche Bibliothek – CIP-Einheitsaufnahme

Wang, Qin:
Gesund durch chinesische Medizin : Vorsorge und Selbsthilfe mit Qigong, Ernährung und Akupressur / von Qin Wang. Bearb. von Roland Pietsch. – Heidelberg : Haug, 1994
  (Gesund an Leib und Seele)
  ISBN 3-7760-1409-1
NE: Pietsch, Roland [Bearb.]

© 1994 Karl F. Haug Verlag, Heidelberg

Titel-Nr. 2409 · ISBN 3-7760-1409-1

Satz: Filmsatz Unger & Sommer GmbH, 69469 Weinheim

Druck und Verarbeitung: Progressdruck GmbH, 67346 Speyer

Inhalt

Vorwort

Gesunde Lebensführung, Gesundheitsvorsorge und Therapien zur Eigenanwendung haben in China eine jahrtausendealte Tradition. Sie bilden einen wichtigen Bestandteil, ja die Basis der traditionellen chinesischen Medizin.

Nach dem Studium an der Universität für traditionelle chinesische Medizin in Shanghai konnte ich in mehr als 15jähriger ärztlicher Tätigkeit die Vorzüge der erlernten Methoden und besonders ihre einfache und erfolgreiche Anwendung im präventiven Bereich kennenzulernen.

Das in diesem Buch vorgestellte Konzept zur Gesundheitsvorsorge ruht auf drei Säulen: den Qigong-Übungen, Ernährungsempfehlungen und der Akupressuranwendung. Die Qigong-Übungen sind leicht erlernbar, relativ einfach strukturiert und haben sich in der Praxis als sehr wirksam erwiesen. Sie sollten regelmäßig, möglichst täglich, praktiziert werden, gleichzeitig sollte auf eine ausgewogene, das heißt auf eine der Konstitution angepaßte Ernährung geachtet werden.

Das Buch führt in die Grundlagen der chinesischen Medizin ein und ist somit auch für die Laien, der keine besondere medizinische Ausbildung mitbringt, geeignet. Es soll aber auch dem therapeutisch Tätigen, der sich in die Materie einarbeiten will, wertvolle Anregungen bieten. Ein ausführliches Sachwortverzeichnis am Schluß des Buches beinhaltet unter anderem die wichtigsten Indikationen und erleichtert die Handhabung des Buches wesentlich.

Mein Dank gilt zuerst meinem Mann, Dr.-Ing. Donggang Qiu, der an der deutschen Übersetzung und Bearbeitung von Anfang an beteiligt war und hierfür sehr viel Zeit geopfert hat. Seine Anregungen und stete Mitarbeit haben wesentlich zum Gelingen des Buches beigetragen.

Bedanken möchte ich mich darüber hinaus bei Herrn Dr. Roland Pietsch für die sorgfältige sprachliche Bearbeitung. Ferner danke ich meinen deutschen Freundinnen und Freunden, besonders Frau Prof. M. Überhör, für die Hilfe bei den für mich schwierigen deutschsprachigen Formulierungen in der Übersetzung.

Stuttgart, im Frühjahr 1994

1. Einführung

Gesunde Lebensführung, Gesundheitsvorsorge und Therapien zur Eigenanwendung haben in China eine jahrtausende alte Tradition und sind von Ärzten immer von neuem überprüft und angewendet worden. Die Autorin dieses Buches hat diese Methoden in mehrjährige Arbeit praktisch erprobt und weiß um ihre einfache und erfolgreiche Anwendung. Die hier vorgestellte gesunde chinesische Lebensführung, Gesundheitsvorsorge und Therapie zur Eigenanwendung besteht aus sorgfältig ausgewählten Qigong-Übungen. Sowohl als auch chinesische Mediziner konnten durch mehrjährige eigene Experimente bestätigen, daß sie relativ einfach, leicht lernbar und in der Praxis wirksam sind. Die Qigong-Übungen bilden zusammen mit der Ernährungstherapie und der sich aus der chinesischen Akupunkturtheorie ergebenden Akupressur die vorgestellte gesunde chinesische Lebensführung, Gesundheitsvorsorge und Therapie zur Eigenanwendung. Wer regelmäßig die Übungen macht und seine Nahrung vernünftig auswählt, verbessert seinen Gesundheitszustand, reduziert das Auftreten von Krankheiten und verlängert seine Lebenserwartung.

Das Buch ist für Laien bestimmt, die keine besondere medizinische Ausbildung haben, aber es bietet auch für Mediziner Anregungen.

Das Werk besteht aus drei Kapiteln. Das erste Kapitel stellt die Grundlagen der chinesischen Medizin vor, wobei nur Schlüsselbegriffe erklärt werden. Damit soll der Leser imstande sein zu verstehen, wie Qigong und Akupressur funktionieren, wie man den Zustand des Körpers nach chinesischer Medizin beurteilen und wie man gegen Krankheiten etwas unternehmen kann.

Im zweiten Kapitel wird die Grundlage des chinesischen Qigong dargestellt. Qigong ist in China seit fünftausend Jahren verbreitet. Es ist eine Methode, Körper und Geist durch gleichzeitige Kontrolle der Körperhaltung, des Atems und der Gedanken zu trainieren. Es gibt viele Arten von Qigong; jede hat ihre eigene Charakteristik. Jeder muß das seinem Körperbau und Zustand entsprechende Qigong wählen, dadurch kann der Gesundheitszustand verbessert und manche chronische Krankheiten geheilt werden. Die in diesem Buch empfohlenen Qigong-Übungen sind von Medizinern in langjähriger Praxis erprobt worden. Es ist erwiesen, daß sie bei allen Menschen, gleich welchen Alters und Körperbaus, sehr wirksam sind.

Als ein wichtiger Bestandteil der gesunden chinesischen Lebensführung, Gesundheitsvorsorge und Therapie zur Eigenanwendung werden die Akupressur und die Ernährungstherapie im dritten Kapitel vorgestellt. Sie sind gegen manche oft auftretenden Krankheiten wirksam. Wenn der Leser nach der im Buch vorgestellten Methode handelt, können beachtliche Ergebnisse erzielt werden.

Zum Schluß möchte die Autorin nochmals klarstellen: Die in diesem Buch vorgestellten Qigong-Übungen sind ein Mittel zur Stärkung der Abwehrkräfte des Körpers. Man muß sich aber Zeit nehmen, Qigong zu üben, dann erst kann man die Wirkung verspüren. Dagegen ist die Akupressur eher in den Anfangsphasen bestimmter oft auftretender Krankheiten (Atemwegs- und Verdauungsorgan-Krankheiten, Nervenschwäche, Bluthochdruck usw.) geeignet. Die Ernährungstherapie, die in diesem Buch vorgestellt wird, sollte man bereits im Alltag beachten, aber besonders bei Krankheiten, weil Essen und Trinken in der chinesischen Medizin auch als Arzneimittel betrachtet werden. Vernünftige Diät hilft, Krankheiten schnell zu heilen.

Die hier vorgestellte gesunde chinesische Lebensführung, Gesundheitsvorsorge und Therapie zur Eigenanwendung ist ein Weg zur Gesundheit. Sie ist nicht nur für Kranke bestimmt, sondern auch für gesunde Menschen ein Mittel zur Vorbeugung gegen Krankheiten. Dadurch wird die Lebenserwartung verlängert und die Lebensfreude erhöht.

2. Grundbegriffe der chinesischen Medizin

2.1 Grundbegriffe der Yin-Yang-Theorie

Die Yin-Yang-Theorie umfaßt zwei im Gegensatz zueinander stehende Attribute, also miteinander verbundene Phänomene der Natur. Sie kann symbolisch zwei entgegengesetzte Dinge darstellen. Sie kann aber auch zwei entgegengesetzte Seiten *eines* Phänomens repräsentieren. Alles in der Natur bewegt sich und ändert sich stets. Diese Bewegung oder Änderung kann immer durch die Änderungen von Yin und Yang beschrieben werden. Änderungen von Yin und Yang sind immer wechselseitig voneinander abhängig, beeinflussen sich gegenseitig und beziehen sich aufeinander.

Nach der Yin-Yang-Theorie werden Dinge und Phänomene folgendermaßen eingeteilt: Jede Bewegung, Äußeres, Aufstieg, Helle, Funktion, Überfunktion und Wärme gehören zu Yang. Ruhe, Inneres, Abstieg, Kälte, Dunkel, Materie, Unterfunktion gehören zu Yin. Konkret: Wenn wir die Dinge unterscheiden, dann ist z.B. der Himmel Yang und die Erde Yin, weil der Himmel eine warme Eigenschaft hat und die Erde eine kalte. Feuer ist Yang und Wasser Yin, weil Feuer warm ist und aufsteigt, Wasser dagegen kalt ist und nach unten fließt. Wenn wir die Dinge nach der Bewegung oder Veränderung einteilen, dann ist die Ruhe Yin und Bewegung Yang. Qi gehört zu Yang und die Materie zu Yin. Wenn die Änderung eines Sachverhalts eine Funktion der Gasbildung repräsentiert, gehört diese Änderung Yang. Falls sich die Änderung um die Materie dreht, nennen wir sie Yin.

Yin und Yang beeinflussen sich gegenseitig; keine Seite kann ohne die andere allein existieren. Yin und Yang befinden sich nicht im Stillstand, sondern wechseln unter bestimmten Bedingungen ihre Lage, das heißt sie befinden sich stets in einem Wechselzustand: „Entweder nimmt Yang zu und Yin verringert sich, oder Yin schwächt sich ab und Yang verstärkt sich." Nehmen wir die Änderung der Jahreszeiten als Beispiel. Vom Winter über den Frühling bis zum Sommer ändert sich das Klima allmählich von kalt zu warm bis heiß. Das ist ein Vorgang der Abschwächung von Yin und der Stärkung von Yang. Vom Sommer über den Herbst bis zum Winter sinkt die Temperatur allmählich; dies ist dann eine Zunahme von Yin und eine Abnahme von Yang. Nach der Yin-Yang-Theorie kann alles in der Natur durch Yin und Yang dargestellt werden. Jedes Yin oder Yang eines Dinges kann noch in Yin und Yang unterteilt werden, so ist beispielsweise der Tag Yang und die Nacht Yin. Der Vormittag ist Yang im Yang, der Nachmittag Yin im Yang. In der Nacht ist die erste Hälfte Yin im Yin, die zweite Hälfte ist Yang im Yin; das heißt in der Yin-Seite existiert noch Yang und in der Yang-Seite gibt es auch einen Teil von Yin.

2.2 Anwendung der Yin-Yang-Theorie in der chinesischen Medizin

Die Yin-Yang-Theorie zieht sich in jeder Hinsicht durch die Theorie der chinesischen Medizin. Auf diese Weise werden der Aufbau des Körpers, seine physiologische Funktion sowie Gesetze des Auftretens und der Entwicklung von Krankheiten erklärt. Sie leitet auch die klinischen Diagnosen und Behandlungen ein.

2.2.1 Anwendung der Erklärung für den Aufbau des Körpers

Die Yin-Yang-Theorie lehrt, daß der Aufbau unseres Körpers ein organisches Ganzes ist. Der Körper kann in zwei Teile eingeteilt werden: der obere ist Yang und der untere Yin. Die Oberfläche des Körpers untersteht Yang und die Innenteile Yin. Der Rücken gehört zu Yang, der Bauch zu Yin. Die Außenseite ist Yang und die Innenseite Yin. Von den inneren Organen zählen sechs (Magen, Dickdarm, Dünndarm, Gallenblase, Harnblase und der Dreifache Erwärmer) zu Yang und fünf (das Herz, die Lunge, Leber, Milz sowie die Nieren) zu Yin. Die fünf Yin-Organe können wieder in Yin-Yang unterteilt werden. Das Herz und die Lunge zählen zu Yang in den Yin-Organen und die restlichen zählen zu Yin. Jedes Organ hat eine Yin- und Yang-Seite. Die Funktion der Organe gehört Yang und die Materie Yin. Deshalb muß das Herz in Herz-Yang und Herz-Yin eingeteilt werden. Die Nieren haben ebenfalls Nieren-Yin und Nieren-Yang usw. Zusammenfassend kann man sagen: Obwohl der Zusammenhang von Oben und Unten, Innen und Außen des Körpers, zwischen den Strukturen der inneren Organe und den Strukturen jedes einzelnen Organs selbst sehr kompliziert ist, kann er durch die Yin-Yang-Theorie einfach und übersichtlich dargestellt und erklärt werden.

2.2.2 Anwendung der Erklärung für die physiologische Funktion des Körpers

Während der Körper sich in normaler physiologischer Aktivität befindet, stehen die Funktionen aller Organe und aller Gewebe (Yang) mit der entsprechenden Materie (Yin) bei der Einheit der Gegensätze in einem koordinierten Verhältnis. Das ist das sogenannte Yin-Yang-Gleichgewicht. Die Disharmonie von Yin und Yang bedeutet dagegen eine Abweichung des Yin oder des Yang von ihrem Gleichgewicht. Die disharmonische physiologische Aktivität zwischen Funktion und Materie des Organs und der Gewebe spiegelt sich in der physiologischen Aktivität des Körpers wider. Außerdem bildet die Materie die Grundlage der Aktivität der physiologischen Funktionen. Ohne Yin-Materie entsteht kein Yang-Qi (keine Funktion). Andererseits muß der Stoffwechsel, die den Körper ernährende Materie (Yin), mit Hilfe der Funktion (Yang) durchgeführt werden. Deshalb wird auch gesagt: Ohne Yang-Qi kann die Yin-Materie nicht produziert werden. Dies weist wiederum darauf hin, daß Yin und Yang nur gemeinsam existieren können. Wenn Yin und Yang nicht mehr gemeinsam existieren können, dann würde das Leben des Menschen enden.

2.2.3 Anwendung der Erklärung für die Entstehung und Entwicklung der Krankheiten

Die Yin-Yang-Theorie lehrt, daß Krankheiten entstehen, wenn Yin oder Yang nicht im Gleichgewicht sind. Die Entstehung und Entwicklung von Krankheiten hängt von den beiden „Qi" ab: vom gutartigen Qi – der Abwehrkraft des Körpers – und vom bösartigen Qi – dem krankheitsbildenden Faktor. Sie sind ein Ergebnis aus der Wechselwirkung und dem gegenseitigen Kampf zwischen diesen beiden Qi. Nach der Yin-Yang-Theorie wird jedes Qi in Yin und Yang unterteilt. Im bösartigen Qi existieren sowohl Yin- als auch Yang-bösartiges Qi. Für gutartiges Qi gibt es Yin-Essenz und Yang-Qi. Yang-bösartiges Qi ruft ein übermäßiges Yang im Körper hervor; das schadet dem Yin. In diesem

Fall zeigt sich ein warmes Symptom (man fühlt sich warm und unruhig, hat einen trockenen Mund, ein rotes Gesicht, wenig Urin und harten Stuhlgang). Yin-bösartiges Qi verursacht ein übermäßiges Yin im Kör-

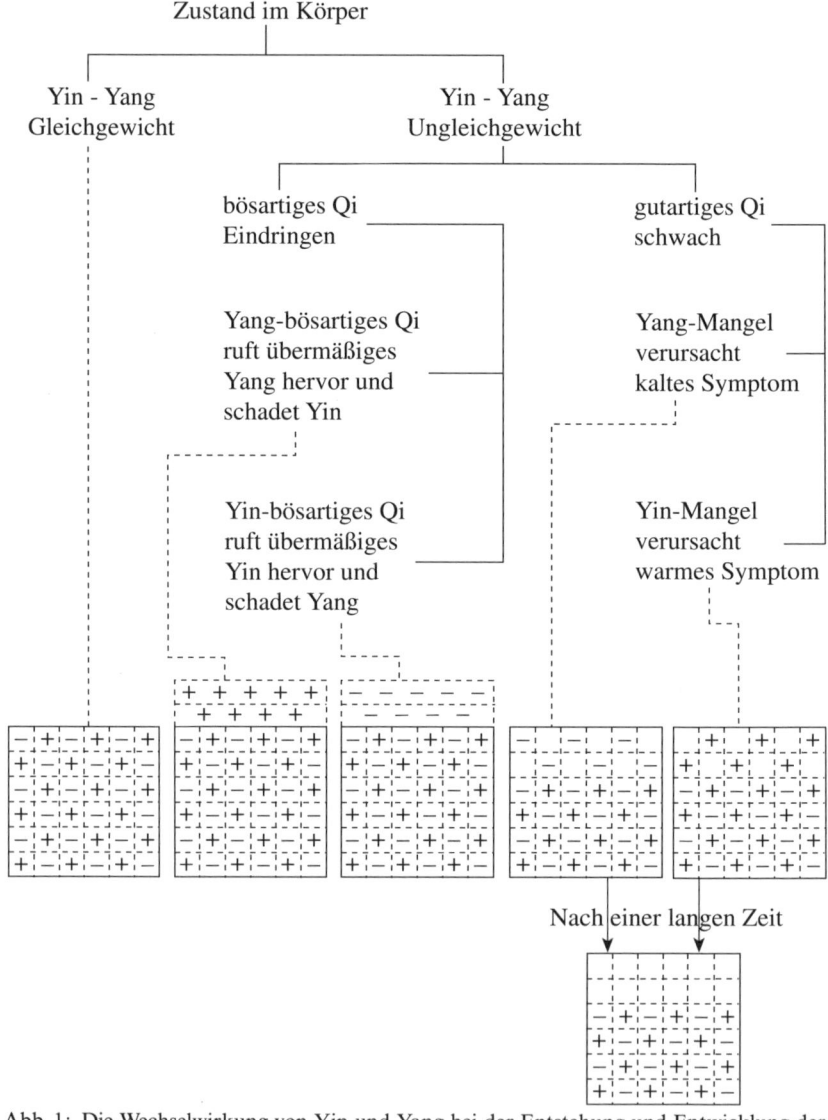

Abb. 1: Die Wechselwirkung von Yin und Yang bei der Entstehung und Entwicklung der Krankheiten

per und schadet dem Yang-Qi. Hier entsteht ein kaltes Symptom (man fühlt sich kalt und müde, hat ein blasses Gesicht, mehr Urin und dünnen Stuhlgang).

Zusammenfassend kann gesagt werden; obwohl die Entstehung und Entwicklung der Krankheiten sehr kompliziert ist, können sie nach der Yin-Yang-Theorie in folgende übersichtliche Typen gegliedert werden:

- übermäßiges Yin verursacht Kälte,
- übermäßiges Yang verursacht Wärme,
- mangelndes Yang bringt Kälte hervor
- und mangelndes Yin Wärme.

Wird Yin oder Yang im Körper bis auf ein bestimmtes Niveau abgebaut, führt dies auf der Gegenseite auch zu einem Mangelzustand und verursacht dann zum Schluß einen Verlust auf beiden Seiten von Yin und Yang. Das Phänomen wird oft in der Spätphase bei chronischen Krankheiten beobachtet. Abbildung 1 veranschaulicht die Wechselwirkung von Yin und Yang bei der Entstehung und Entwicklung von Krankheiten.

2.2.4 Anwendung bei der klinischen Diagnose und Behandlung

Obwohl die Entstehung und Entwicklung von Krankheiten ein sehr komplizierter Vorgang ist, vermag die Yin-Yang-Theorie sie als Abweichung aus dem Zustand des Gleichgewichts zu erklären. Die klinische Diagnose ist nichts anderes als das Erkennen der Ursache des Ungleichgewichts von Yin und Yang. Das grundlegende Prinzip für die Behandlung besteht im wesentlichen in der Regulierung von Yin und Yang, dadurch wird ein relatives Gleichgewicht erreicht. Konkret gesagt, wenn es ein übermäßiges Warm-Yang im Körper gibt, wird eine Arznei mit kaltem Attribut verwendet, um innere Wärme und Hitze zu beseitigen. Wenn das Kalt-Yin im Körper übermäßig ist, wird eine Arznei mit einem warmen Attribut gebraucht, um die überflüssige Yin-Qualität zu entfernen. Falls es an gutartigem Yang-Qi mangelt und deshalb das Yin relativ hoch ist, wird eine Methode benutzt, die das Yang stärkt und das Yin reduziert. Dasselbe Prinzip wird angewendet, wenn gutartiges Yin-Qi mangelt und ein relativ hohes Yang vorhanden ist.

Zusammenfassend kann man sagen: Die Ursache der Krankheiten besteht in der Abweichung von Yin oder Yang von ihrem Gleichgewicht.

Durch Arznei, richtiges Essen, Akupunktur und Akupressur werden Yin oder Yang wieder in den Zustand des Gleichgewichts versetzt, wodurch Krankheiten behandelt werden können.

2.3 Die Lehre von den Organen

2.3.1 Allgemeines

Nach der chinesischen Medizintheorie werden die inneren Organe in fünf Yin-Organe (Wu-Zang), sechs Yang-Organe (Liu-Fu) und einige außergewöhnliche unterteilt.

Die fünf Yin-Organe sind Herz, Lunge, Milz, Leber und Nieren. Der Herzbeutel zählt manchmal als das sechste Yin-Organ. Die Funktionen der Yin-Organe sind das Produzieren, Umwandeln, Regulieren und Speichern der Grundsubstanz im Körper (Qi, Blut, Jinye; siehe Abschnitte 2.4). Gallenblase, Magen, Dünn- und Dickdarm, Blase und Dreifachen Erwärmer nennen wir die sechs Yang-Organe. Die Aufgabe der Yang-Organe besteht darin, den Teil der Nahrung, der in seine Grundsubstanzen umgewandelt werden soll, zu transportieren und auszuscheiden.

Gehirn, Knochenmark, Knochen, Adern, Gallenblase und Gebärmutter werden als außergewöhnliche Organe bezeichnet. Sie haben ähnliche Funktionen wie die Yin-Organe, haben aber die Form der Yang-Organe; daher rührt ihre Bezeichnung.

In der chinesischen Medizintheorie ist der Körper ein organisches Ganzes. Zwischen allen Organen besteht hinsichtlich der Physiologie und Pathologie ein enger Zusammenhang. Ferner stehen die Organe in enger Beziehung zu Haut, Muskeln, Sehnen, zu den Meridianen sowie zu Mund, Nase, Zunge, Augen, Ohren, After und Geschlechtsteilen.

Die Grundsubstanzen des Körpers werden von Qi, Blut, Jing, Shen und Jinye gebildet. Sie sind die materielle Grundlage der Organaktivitäten. Aber deren Produzieren, Umwandeln, Transportieren und Ausbreiten muß durch die Funktion aller Organe durchgeführt werden.

Die Yin-Organe liegen im Inneren des Körpers und die Yang-Organe im äußeren Bereich. Bei dieser Innen- und Außen-Beziehung handelt es sich nicht um räumliche Positionen, sondern um das Verhältnis von Physiologie und Pathologie sowie um das Verhältnis des durch Adern und Meridiane verbundenen Äußeren und Inneren.

2.3.2 Die Beziehung zwischen den Yin-Yang-Organen

Um diese Beziehung besser zu verstehen, wird die Funktion der einzelnen Organe im folgenden kurz erklärt.

Beziehung zwischen Lunge und Dickdarm

Die Hauptfunktion der Lunge ist die Regulierung des gesamten Qi, das aus äußerem (durch Atmen) und innerem Qi (eine der Grundsubstanzen) besteht. Durch die Bewegung des Qi bewegt und regelt die Lunge das Wasser im Körper, und sie steht in enger Beziehung zur Haut, Körperbehaarung, Nase und Sprechorganen.

Der Dickdarm transportiert die trüben Teile der Nahrung nach unten, während er ihnen das Wasser entzieht. Dieser Prozeß hängt eng von der Funktion der Lunge ab. Deshalb bildet der Dickdarm mit der Lunge durch Adern und Meridiane eine Innen-Außen-Beziehung. Ist die Funktion der Lunge disharmonisch, beeinflußt sie den Dickdarm. Klinisches Symptom: Bei Husten mit dickem Auswurf und Druckschmerzen an der Brust wird auch harter Stuhlgang oder Schwierigkeit mit dem Stuhlgang beobachtet. Das Problem wird durch Behandlungen nicht nur über den Meridian, der mit der Lunge verbunden ist, sondern auch über den, der mit dem Dickdarm verbunden ist, gelöst.

Beziehung zwischen Herz und Dünndarm

Das Herz reguliert den Fluß des Blutes und transportiert die notwendigen Nährstoffe zu allen Organen. Gesicht und Zunge manifestieren äußerlich die Funktion des Herzens. Das geistige Bewußtsein und die Denkvorgänge sind die andere Funktion des Herzens.

Der Dünndarm bildet mit dem Herz eine Innen-Außen-Beziehung. Die Aufgabe des Dünndarms ist die Trennung von Reinem und Trübem aus der Nahrung. Wenn die Funktion des Herzens gestört wird, wird auch die Trennungsfähigkeit des Dünndarms beeinflußt. Medizinisches Symptom: Wenn ein Geschwür im Mund oder auf der Zunge auftritt und man sich unruhig fühlt, dann hat man oft trockenen Stuhlgang, wenig Urin, Unterleibsschmerzen usw. Hier wird die Behandlung über die Meridiane, die mit dem Herzen und Dickdarm in Verbindung stehen, durchgeführt.

Beziehung zwischen Milz und Magen

Die Hauptfunktion der Milz besteht darin, bei der Verdauung der Nahrung zu helfen, sie in Qi und Blut umzuwandeln und dann im ganzen Körper auszubreiten. Die Milz reguliert außerdem noch das Blut, indem sie es in den ihm gemäßen Bahnen hält. Wenn die Milz richtig arbeitet, hat man feste Muskeln, ist flink und behend in seinen Bewegungen, hat rote Wangen, glänzende Lippen und einen guten Appetit.

Der Magen ist für das Empfangen und Reifen der aufgenommenen Nahrung verantwortlich. Das Aufspalten der Nahrung beginnt hier. Die reinen Anteile werden zur Milz gesandt, welche sie in Qi und Blut verwandelt.

Die Aktivität des Magens und der Milz sind sehr eng miteinander verbunden. Sie bilden deshalb eine Innen-Außen-Beziehung. Die Milz beherrscht das Aufsteigende, der Magen das Absteigende (er läßt die Dinge nach unten wandern). Die beiden müssen zusammen den Aufstieg der reinen Essenzen und den Abstieg der trüben Anteile durchführen. Ist eines von beiden disharmonisch, wird auch die Aktivität des anderen gestört. Bei der Behandlung müssen deshalb beide berücksichtigt werden.

Beziehung zwischen Leber und Gallenblase

Leber und Gallenblase bilden eine Innen-Außen-Beziehung. Die Leber beherrscht das Fließen und Ausbreiten der körperlichen Substanzen und speichert und reguliert das Blut. Sie ist für die Ernährung der Sehnen und Nägel verantwortlich und kontrolliert die Gallen-Sekretion. Die Galle ist zur Verdauung von Nahrung und Flüssigkeit notwendig, wird in der Gallenblase gespeichert und von ihr ausgesondert. Ist die Leber nicht imstande, ihre Funktion auszuüben, dann kann die Gallenproduktion unterbrochen werden. Außerdem ist die Aktivität der Gallenblase wie auch die der Leber stark von der geistig-seelischen Verfassung abhängig. Schlechte Laune verursacht oft eine Disharmonie in der Aktivität der Leber. Bei der Behandlung werden die beiden Organe Leber und Gallenblase oft gleichzeitig berücksichtigt.

Beziehung zwischen Nieren und Blase

Die Hauptfunktionen der Nieren bestehen in der Speicherung von Jing, das für Geburt, Entwicklung und Reifung verantwortlich ist, in der Regulierung des Wasserhaushalts im Körper, der Beherrschung der Knochen und in der Produktion des Knochenmarkes. Die Nieren haben eine enge Beziehung zu den Haaren, Ohren, Geschlechtsteilen und zum After.

Als äußerlich naher Partner hat die Blase die Funktion des Empfangen und Ausscheidens von Urin, der in den Nieren aus den von Lunge, Dünndarm und Dickdarm übermittelten trüben Bestandteilen gebildet wird. Ein einfaches Beispiel: Wenn die Nieren schwach sind (das heißt Nieren-Qi starke Verluste hat), dann entstehen Hexenschuß, Knieschmerzen, Impotenz, vorzeitiger Samenerguß, Ohrenklingen, Verschlechterung des Hörvermögens sowie Dysurie oder Enuresis. Solche Krankheiten werden oft über den Nieren-Meridian und den Blasen-Meridian behandelt.

Beziehung zwischen Herzbeutel und Dreifachen Erwärmer

Der Herzbeutel ist mit dem Dreifachen Erwärmer durch eine Innen-Außen-Beziehung verbunden. Der Herzbeutel wird manchmal als das sechste Yin-Organ bezeichnet. Seine Funktion besteht darin, das Herz vor von außen kommenden bösartigen Qi zu schützen. Der Dreifache Erwärmer wird in der chinesischen Medizintheorie als das sechste Yang-Organ bezeichnet. Er besteht aus dem oberen, mittleren und unteren Erwärmer. Sie entsprechen den drei Bereichen des Körpers. Der obere Erwärmer bezieht sich auf den Kopf und die Brust, das Herz und die Lunge, der mittlere auf die Zone unterhalb der Brust und oberhalb des Nabels, was auch Magen und Darm miteinbezieht. Der untere Erwärmer bezieht sich auf den Bauchraum unterhalb des Nabels sowie auf die Leber, die Nieren, den Darm und die Blase usw. Die Hauptfunktion des Dreifachen Erwärmers besteht in der Aufrechterhaltung der Funktion der Qi-Bildung, wodurch die Nahrung verdaut, aufgespalten und absorbiert werden kann. Wenn dem Herzbeutel durch das bösartige Qi geschadet wird, entstehen oft Brustschmerzen. Solche Krankheiten werden nicht nur über den Dreifachen Erwärmer-Meridian sondern auch über den Herzbeutel-Meridian behandelt.

Der Organbegriff in der chinesischen Medizin wird nicht wie im Westen verwendet. Ein in der chinesischen Medizin definiertes Organ besteht oft aus mehreren nach westlicher Medizin definierten Organen und Geweben. Ein Organ im westlichen Sinn kann in chinesischer Medizin gar nicht allein vorhanden sein, sondern teilt sich in mehrere nach chinesischer Medizin definierte Organe auf. Umgekehrt wird der Dreifache Erwärmer von der westlichen Medizin gar nicht als Organ verstanden. Ein Organ in der chinesischen Medizintheorie ist nicht nur ein anatomischer Begriff, sondern bildet eine Einheit aus Physiologie und Pathologie. Zum Beispiel enthält das Herz in der chinesischen Medizin neben dem anatomisch klar definierten materiellen Organ noch einen Teil der Funktion des Nerven- und des Gehirnsystems.

2.4 Qi, Blut und Jinye

Qi, Blut und Jinye sind die Grundsubstanzen im Körper und spielen eine wichtige Rolle in der chinesischen Medizin. Sie sind in der Physiologie nicht nur die materielle Grundlage der Organaktivitäten, sondern lösen auch die Aktivität aus. Deshalb stehen sie sehr eng mit den physiologischen Bewegungen der Organe im Zusammenhang.

2.4.1 Qi

Qi bedeutet erstens die Fähigkeit zur Aktivierung der Organe im Körper. Zweitens ist es die im Körper fließende, nährende Grundsubstanz. Es verteilt sich im ganzen Körper. Je nach Lage des Qi hat es verschiedene Namen. In der Brust wird es förderndes Qi genannt, im unteren Bereich wird es als Lebenskraft-Qi bezeichnet. Wenn es sich im Blutgefäß befindet und mit dem Blut zusammenfließt, heißt es Nahrungs-Qi, befindet es sich um den Körper, wird es Abwehr-Qi genannt. Solche Qi sind alle gutartige Qi des Körpers. Sie haben fünf Hauptfunktionen:

1. den Blutkreislauf anzutreiben, Jinye auszubreiten;
2. die normale Temperatur des Körpers zu erhalten;
3. den Körper von bösartigen Qi zu schützen;
4. den Zustand von Körpersubstanzen und Organen zu regulieren;
5. die Umwandlung zwischen Qi, Blut und Jinye durchzuführen. Dies ist sogenannte Funktion der Gasbildung des Qi.

22

2.4.2 Blut

Das Blut wird aus dem vorgeburtlichen Qi, dem reinen Anteil der Nahrung und dem Nahrungs-Qi durch die Aktivität von Magen, Milz, Lunge, Herz, Nieren und Leber usw. produziert.

Die Hauptaufgabe des Blutes besteht darin, alle Organe und Gewebe im Körper zu ernähren. Bei Blutmangel wird die Sehkraft verschlechtert, die Gelenke sind nicht so beweglich und Glieder sind oft gefühllos usw.

2.4.3 Jinye

Jinye ist der Name für alle Körperflüssigkeiten. Seine Hauptfunktion besteht darin, die Nahrung in alle Teile des Körpers zu bringen. Das Jinye, das sich in der Oberfläche des Körpers befindet, befeuchtet Haut, Haare und Muskeln. Tränen, Nasenschleim und Speichel sind beispielsweise Jinye. Das in die Gelenke fließende Jinye fördert deren Beweglichkeit. Das ins Knochenmark eingedrungene Jinye befeuchtet und ernährt Mark und Gehirn.

2.5 Die Meridiane des Körpers

Die Meridiantheorie entstand in China schon vor zweitausend Jahren. Durch ununterbrochene Entwicklung und Ergänzung hat sie sich zu einer relativ lückenlosen Theorie entwickelt. Die Meridiane (Jing-Luo) bestehen aus Jing-Meridianen und Luo-Meridianen. Dieses Jing ist nicht identisch mit dem im letzten Abschnitt vorgestellten Jing (eine Grundsubstanz im Körper). Jing bedeutet hier durchgehender Weg. Jing-Meridiane sind die „Haupt-Verbindungsfäden" der Meridiansysteme. Luo bedeutet hier „Netz". Luo-Meridiane sind die Zweige der Jing-Meridiane. Sie sind dünner als diese und ziehen sich kreuz und quer durch den ganzen Körper.

2.5.1 Bildung der Meridiane

Jing-Meridiane werden in zwölf reguläre und acht außergewöhnliche Meridiane unterteilt. Die zwölf regulären sind direkt mit den Organen verbunden. Sie verlaufen separat in bestimmten Lagen der Oberfläche des Körpers und sind durch die Luo-Meridiane miteinander vernetzt. Dadurch wird der Organismus zu einer Einheit verbunden. Die acht außergewöhnlichen Meridiane haben keine direkte Verbindung mit den Organen. Außerdem wirken sie auch nicht im Kreislauf der Jing-Meridiane

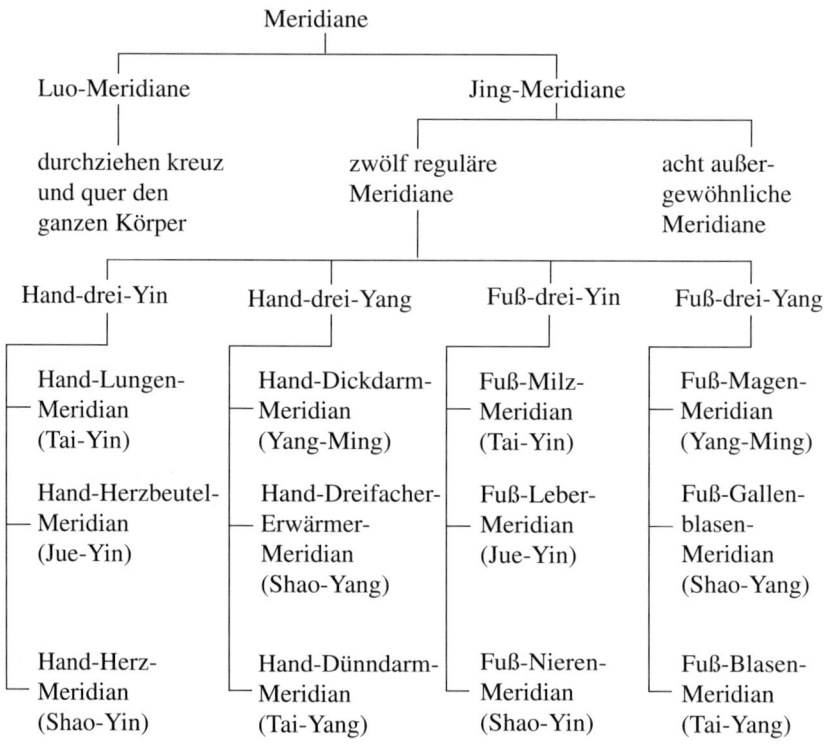

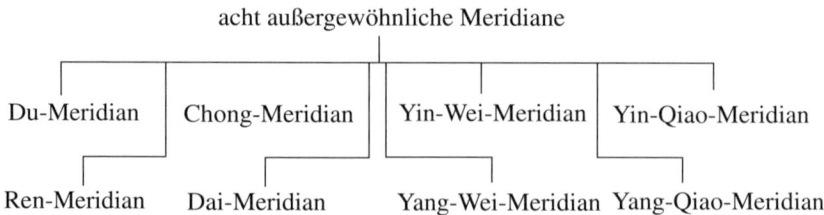

Abb. 2: Zusammenhang aller Meridiane im Körper

24

mit, sondern haben einen anderen Verlauf. Daher werden sie als außergewöhnliche Meridiane bezeichnet. Abbildung 2 veranschaulicht den Zusammenhang aller Maridiane im Körper.

2.5.2 Innen-Außen-Beziehung zwischen den zwölf regulären Meridianen

Die zwölf regulären Meridiane sind mit den Organen sehr eng verbunden. Zwischen Yin-Organen und Yang-Organen gibt es eine Innen-Außen-Beziehung. Zwischen Yin-Meridianen und Yang-Meridianen ist diese ebenfalls vorhanden.

Der Hand-Lungen-Meridian (Tai-Yin) ist im Zeigefinger mit dem Hand-Dickdarm-Meridian (Yang-Ming) verbunden. Sie bilden eine Innen-Außen-Beziehung. Der Fuß-Magen-Meridian (Yang-Ming) bildet mit dem Fuß-Milz-Meridian (Tai-Yin) eine Innen-Außen-Beziehung. Der Hand-Herz-Meridian (Shao-Yin) und der Hand-Dünndarm-Meridian (Tai-Yang) bilden eine Innen-Außen-Beziehung. Der Fuß-Blasen-Meridian (Tai-Yang) bildet mit dem Fuß-Nieren-Meridian (Shao-Yin), der Hand-Herzbeutel-Meridian (Jue-Yin) mit dem Hand-Dreifacher Erwärmer-Meridian (Shao-Yang) und der Fuß-Gallenblasen-Meridian (Shao-Yang) mit dem Fuß-Leber-Meridian (Jue-Yin) eine Innen-Außen-Beziehung. Alle Yin-Meridiane gehen von Yin-Organen aus und treten mit Yang-Organen in Verbindung.

Alle Yang-Meridiane gehen von Yang-Organen aus und treten mit Yin-Organen in Verbindung. Alle Organe und Meridiane bilden auf diese Weise „ein Netz". Sie beeinflussen sich bei pathologischen Veränderungen und wirken bei der Behandlung aufeinander ein.

Die Aufgabe der Meridiane besteht darin, Qi und Blut fließen zu lassen, die Organe mit den Gliedern und mit der Oberfläche des Körpers sowie alle Organe untereinander zu verbinden. Dadurch bildet der ganze Körper eine organische Einheit und seine Aktivitäten befinden sich dann in einem harmonischen Gleichgewicht.

Meridiane können die Lage der pathologischen Veränderung anzeigen. Wenn beispielsweise Kopfschmerzen in der Stirn auftreten, bedeutet dies, daß die pathologische Veränderung mit dem Fuß-Magen-Meridian zu tun hat. Treten Kopfschmerzen auf beiden Seiten des Kopfs auf, dann zeigt dies, daß das Problem einen Zusammenhang mit dem Hand-Drei-facher Erwärmer-Meridian hat. Wenn das Genick schmerzt, bezieht es sich auf den Hand-Dünndarm-Meridian. Falls im Scheitel Kopfschmerzen entstehen, sind sie vom Hand-Herzbeutel-Meridian betroffen. Bei manchen Krankheiten zeigen die Lage oder die Punkte im Weg des Kreislaufs der entsprechenden Meridiane erkennbare Druckschmerzen, Schwellungen, Änderung der Hautfarbe oder der Hauttemperatur.

Meridiane können auch zum Leitungsweg von Krankheiten werden. Wenn bösartiges Qi in die Oberfläche des Körpers eindringt, kann es durch die Meridiane von Außen nach Innen tief eindringen. Gleichfalls können sie die Krankheiten an inneren Organen an oberflächlichen Organen widerspiegeln. Wenn zum Beispiel der Dickdarm und der Magen innere Hitze haben, führt dies zu Schwellungen und Schmerzen des Zahnfleisches. Falls es innere Hitze im Herzen gibt, können Zungengeschwüre entstehen.

Bei Behandlungen muß die Innen-Außen-Beziehung genutzt werden. Durch Akupunktur, Heilkräuter und Akupressur über entsprechenden Meridian-Punkten wird unter Berücksichtigung dieser Beziehung gestautes Qi und Blut wieder zum Fließen gebracht. Die Funktion der Organe wird reguliert, damit das Yin und Yang wieder den Zustand des Gleichgewichtes erreicht. Dadurch können Krankheiten geheilt werden.

2.5.3 Flußdiagramme des Kreislaufs der zwölf regulären Meridiane

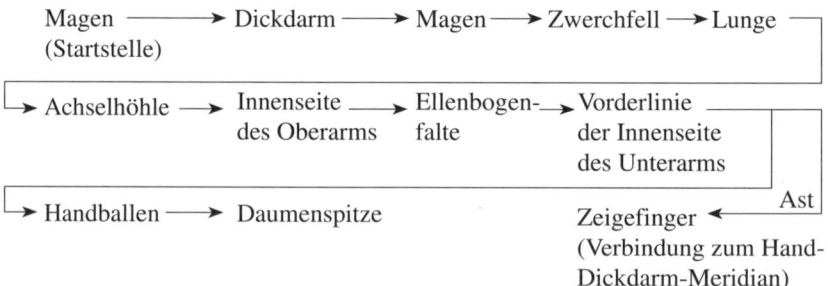

Abb. 3: Flußdiagramm des Hand-Lungen-Meridians (Tai-Yin) (LU)

Anwendung: Über den Meridian können die Krankheiten der Atemwege und von Schulter und Rücken behandelt werden.

26

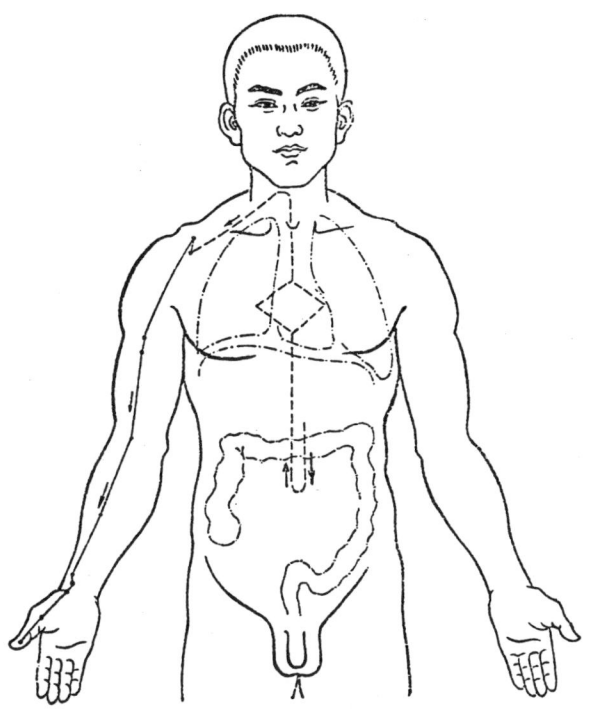

Abb. 4: Stellungsbild des Hand-Lungen-Meridians (Tai-Yin) (LU)

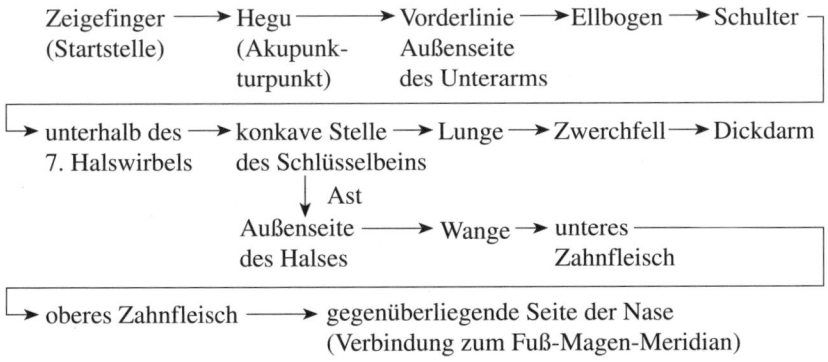

Abb. 5: Flußdiagramm des Hand-Dickdarm-Meridians (Yang-Ming) (LI)

Anwendung: Über den Meridian können die Krankheiten der fünf Sinnesorgane, des Kehlkopfs und des Rachens sowie die Krankheiten in Schulter und Rücken behandelt werden.

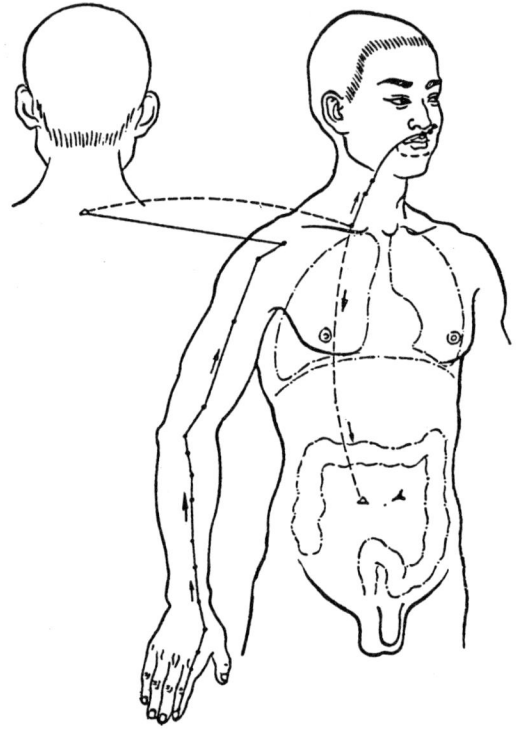

Abb. 6: Stellungsbild des Hand-Dickdarm-Meridians (Yang-Ming) (LI)

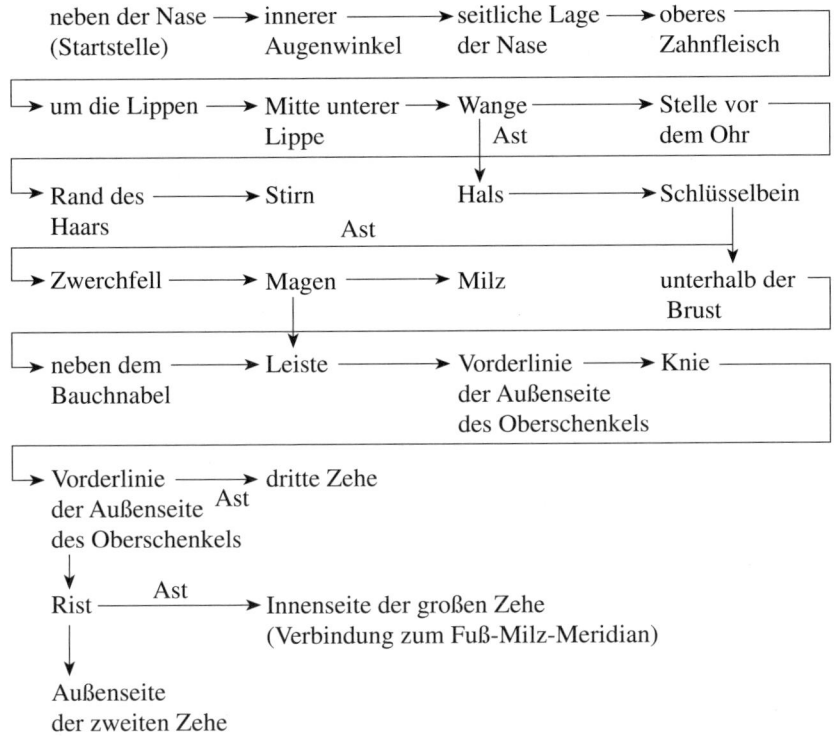

neben der Nase → innerer → seitliche Lage → oberes
(Startstelle)   Augenwinkel   der Nase   Zahnfleisch

→ um die Lippen → Mitte unterer → Wange → Stelle vor
                  Lippe   Ast   dem Ohr

→ Rand des → Stirn   Hals → Schlüsselbein
  Haars   Ast

→ Zwerchfell → Magen → Milz   unterhalb der
                                   Brust

→ neben dem → Leiste → Vorderlinie → Knie
  Bauchnabel   der Außenseite
                       des Oberschenkels

→ Vorderlinie → dritte Zehe
  der Außenseite Ast
  des Oberschenkels

Rist ── Ast → Innenseite der großen Zehe
             (Verbindung zum Fuß-Milz-Meridian)

Außenseite
der zweiten Zehe

Abb. 7: Flußdiagramm des Fuß-Magen-Meridians (Yang-Ming) (ST)

Anwendung: Die Magen- und Darmkrankheiten, Krankheiten der fünf Sinnesorgane, des Mundes und der Zähne sowie die geistig-seelischen Krankheiten können über den Meridian behandelt werden.

29

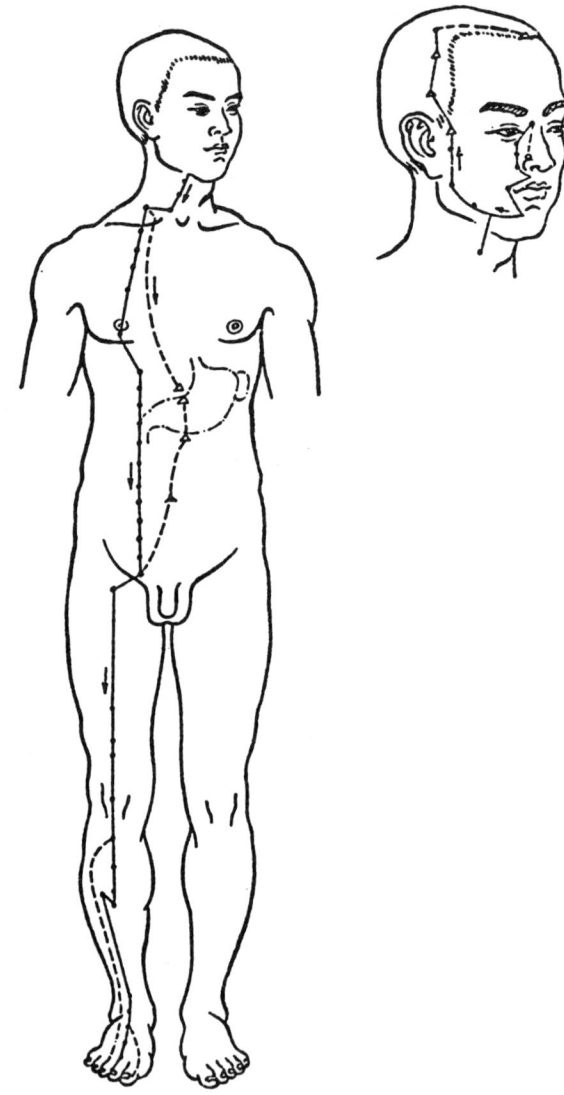

Abb. 8: Stellungsbild des Fuß-Magen-Meridians (Yang-Ming) (ST)

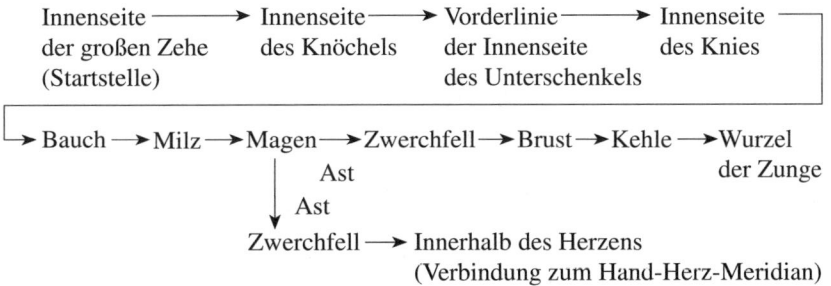

Abb. 9: Flußdiagramm des Fuß-Milz-Meridians (Tai-Yin) (SP)

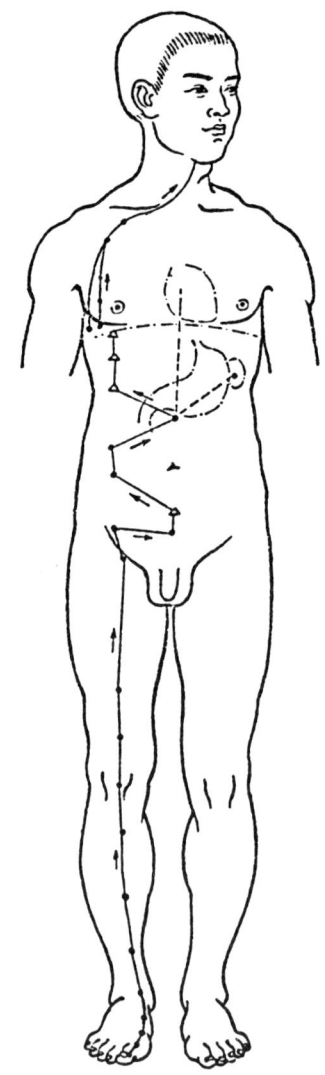

Abb. 10: Stellungsbild des Fuß-Milz-Meridians (Tai-Yin) (SP)

Anwendung: Milz- und Magenkrankheiten, Frauenkrankheiten sowie Geschlechtskrankheiten können über den Meridian behandelt werden.

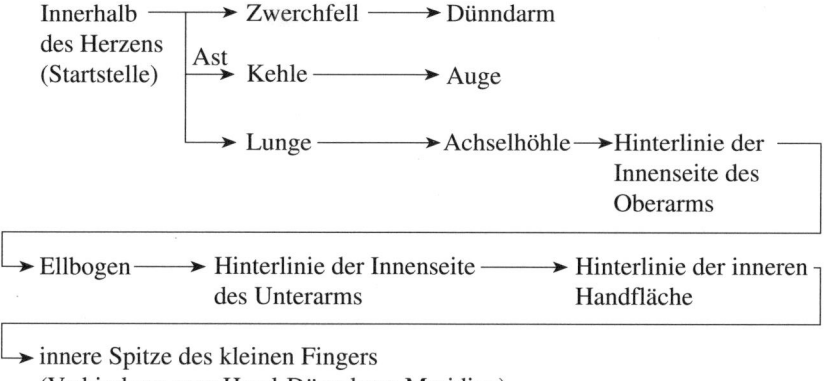

Innerhalb
des Herzens   Ast
(Startstelle)

→ Zwerchfell ——→ Dünndarm

→ Kehle ——————→ Auge

→ Lunge ——————→ Achselhöhle —→ Hinterlinie der
                                    Innenseite des
                                    Oberarms

→ Ellbogen ——→ Hinterlinie der Innenseite ———→ Hinterlinie der inneren
                 des Unterarms   Handfläche

→ innere Spitze des kleinen Fingers
  (Verbindung zum Hand-Dünndarm-Meridian)

Abb. 11: Flußdiagramm des Hand-Herz-Meridians (Shao-Yin) (HT)

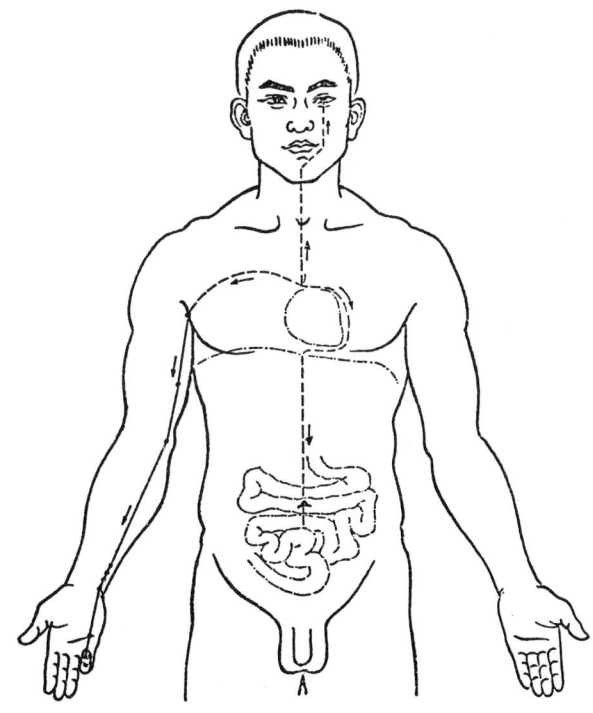

Abb. 12: Stellungsbild des Hand-Herz-Meridians (Shao-Yin) (HT)

Anwendung: Über den Meridian können die Herz- und Brustkrankheiten
und geistig-seelische Krankheiten behandelt werden.

33

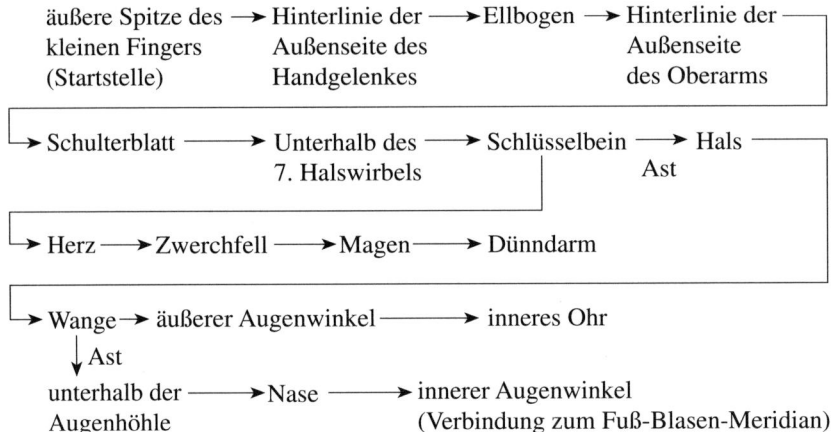

äußere Spitze des → Hinterlinie der ——→Ellbogen → Hinterlinie der ──┐
kleinen Fingers   Außenseite des   Außenseite
(Startstelle)   Handgelenkes   des Oberarms

└→ Schulterblatt ————→ Unterhalb des ——→ Schlüsselbein ——→ Hals ──┐
                        7. Halswirbels   Ast

└→ Herz ——→ Zwerchfell ——→ Magen ——→ Dünndarm

└→ Wange → äußerer Augenwinkel ————→ inneres Ohr
  ↓ Ast
unterhalb der ——→ Nase ———→ innerer Augenwinkel
Augenhöhle   (Verbindung zum Fuß-Blasen-Meridian)

Abb. 13: Flußdiagramm des Hand-Dünndarm-Meridians (Tai-Yang) (SI)

Anwendung: Kopf-, Ohren-, Augen- und Halskrankheiten sowie die von
innerer Hitze verursachten Krankheiten können durch den Meridian behandelt werden.

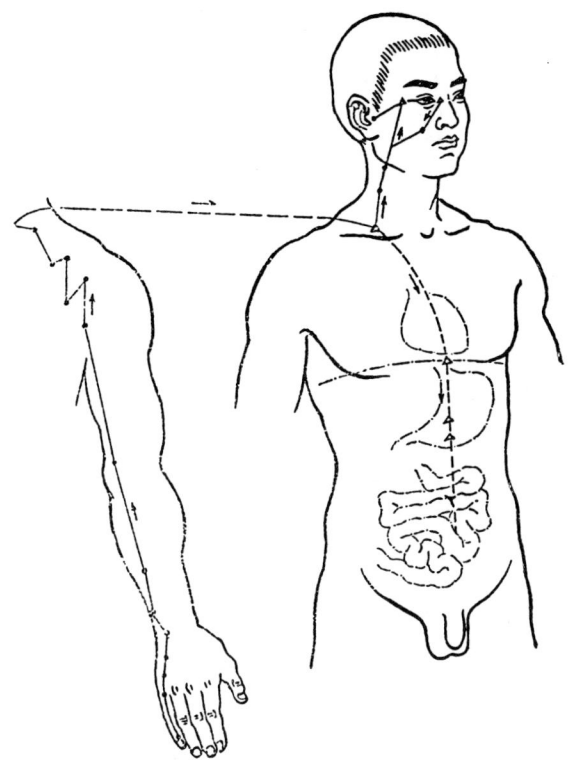

Abb. 14: Stellungsbild des Hand-Dünndarm-Meridians (Tai-Yang) (SI)

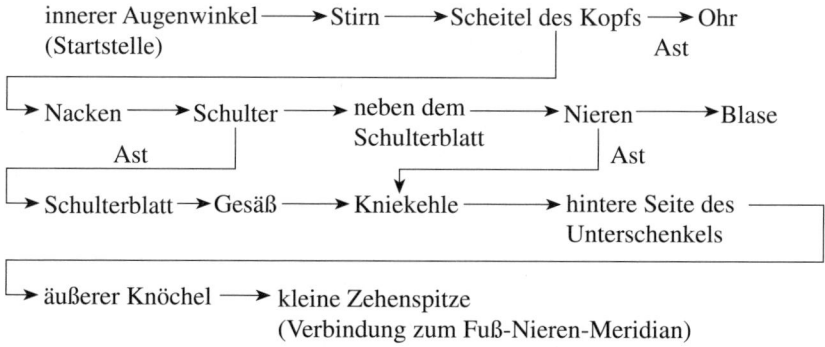

Abb. 15: Flußdiagramm des Fuß-Blasen-Meridians (Tai-Yang) (BL)

35

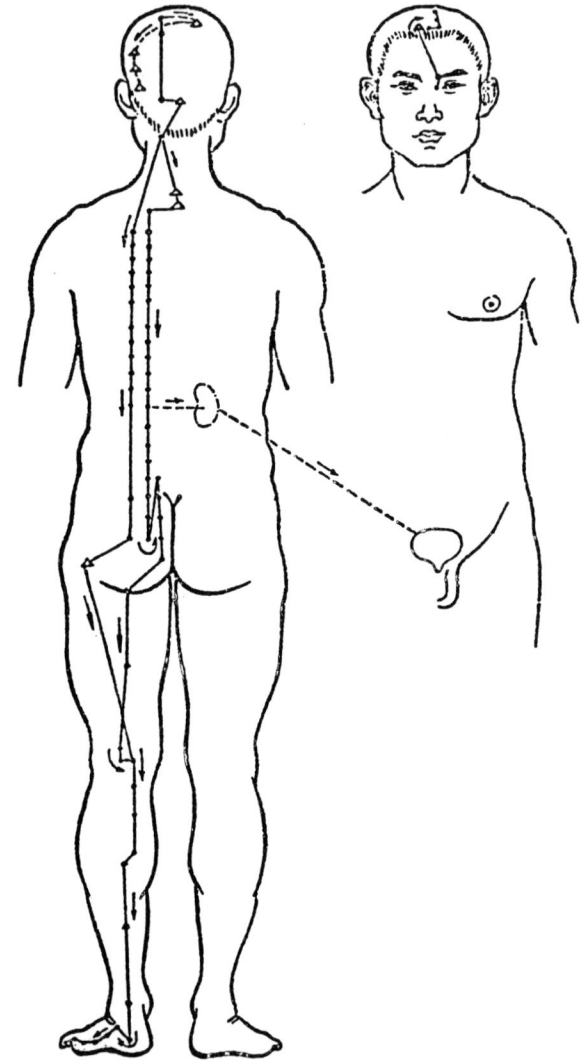

Abb. 16: Stellungsbild des Fuß-Blasen-Meridians (Tai-Yang) (BL)

Anwendung: Über den Meridian können Kopf-, Nacken-, Rücken- und Taillen-Krankheiten, Krankheiten der Beine und geistig-seelische Krankheiten sowie die Krankheiten, die sich auf dem Verlauf des Meridians befinden, behandelt werden.

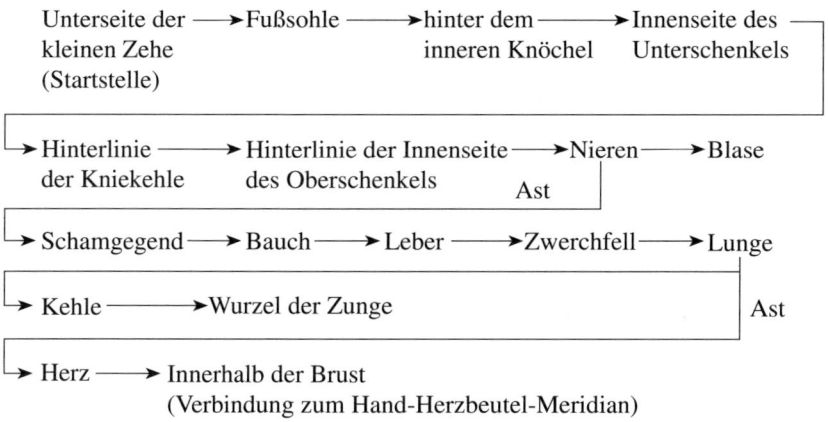

Unterseite der ——► Fußsohle ———► hinter dem ———► Innenseite des
kleinen Zehe   inneren Knöchel   Unterschenkels
(Startstelle)

└─► Hinterlinie ———► Hinterlinie der Innenseite ——► Nieren ——► Blase
    der Kniekehle   des Oberschenkels   Ast

└─► Schamgegend ——► Bauch ——► Leber ———► Zwerchfell ———► Lunge

└─► Kehle ———► Wurzel der Zunge   Ast

└─► Herz ——► Innerhalb der Brust
            (Verbindung zum Hand-Herzbeutel-Meridian)

Abb. 17: Flußdiagramm des Fuß-Nieren-Meridians (Shao-Yin) (KI)

37

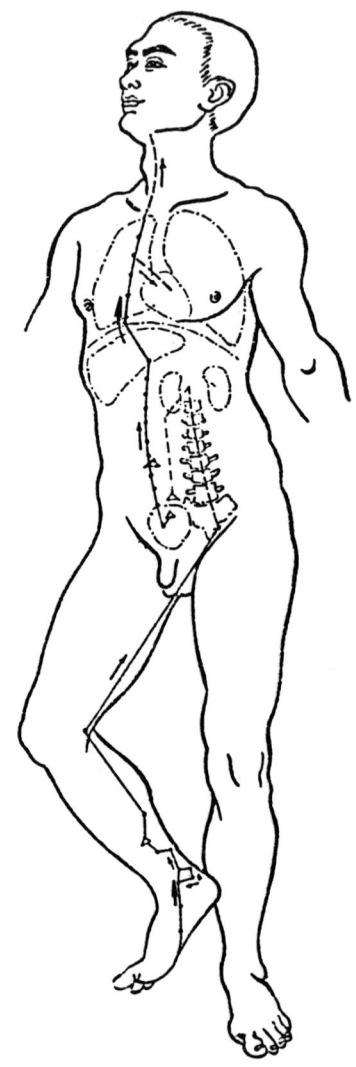

Abb. 18: Stellungsbild des Fuß-Nieren-Meridians (Shao-Yin) (KI)

Anwendung: Über den Meridian können die Frauen- und Geschlechtskrankheiten sowie Nieren-, Lungen-, und Halskrankheiten behandelt werden.

38

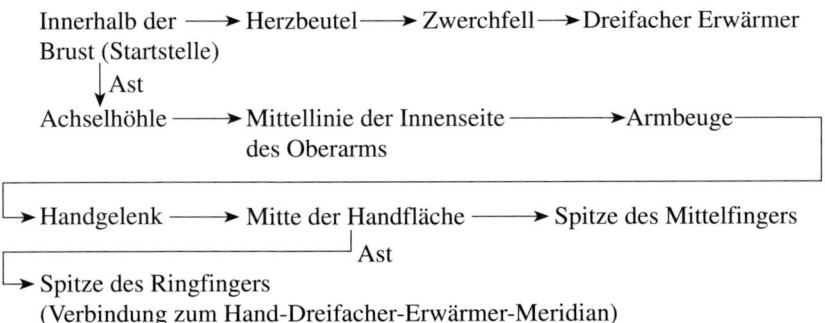

Innerhalb der ⟶ Herzbeutel ⟶ Zwerchfell ⟶ Dreifacher Erwärmer
Brust (Startstelle)
↓Ast
Achselhöhle ⟶ Mittellinie der Innenseite ⟶ Armbeuge
                des Oberarms

⟶ Handgelenk ⟶ Mitte der Handfläche ⟶ Spitze des Mittelfingers
                     Ast
⟶ Spitze des Ringfingers
(Verbindung zum Hand-Dreifacher-Erwärmer-Meridian)

Abb. 19: Flußdiagramm des Hand-Herzbeutel-Meridians (Jue-Yin) (PC)

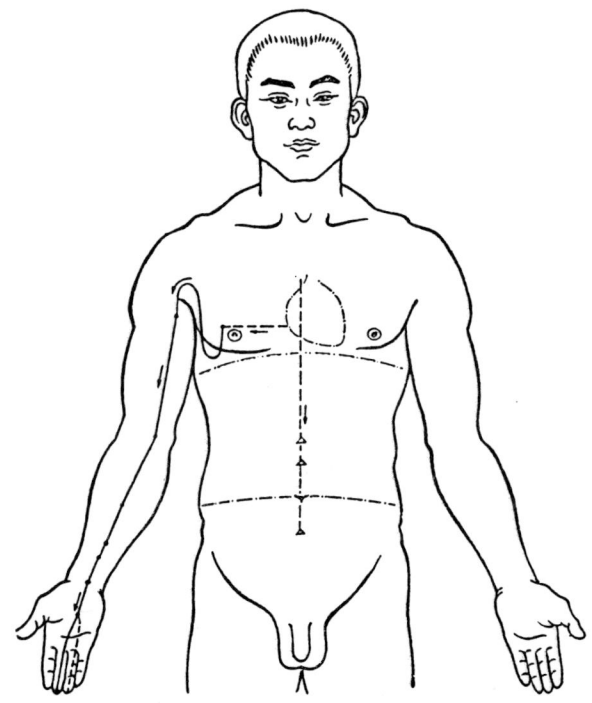

Abb. 20: Stellungsbild des Hand-Herzbeutel-Meridians (Jue-Yin) (PC)

Anwendung: Herz-, Brust- und Magenkrankheiten können über den Meridian behandelt werden.

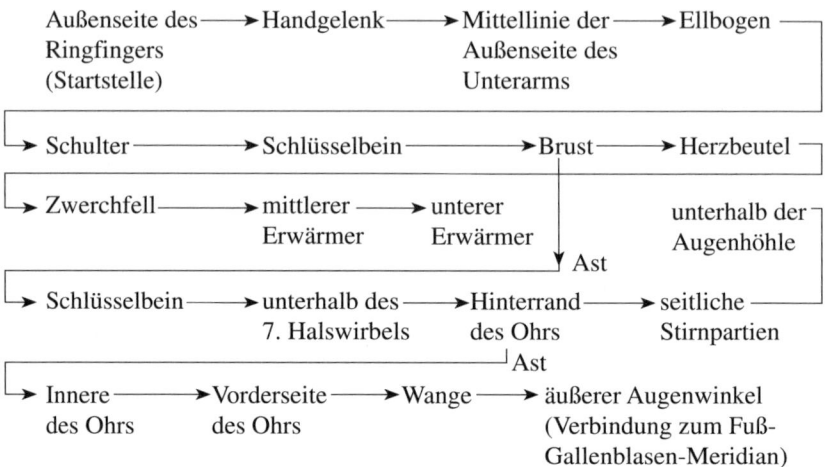

Außenseite des ——► Handgelenk ——► Mittellinie der ——► Ellbogen
Ringfingers   Außenseite des
(Startstelle)   Unterarms

► Schulter ————► Schlüsselbein ————————► Brust ——► Herzbeutel

► Zwerchfell ————► mittlerer ——► unterer   unterhalb der
                    Erwärmer   Erwärmer   Augenhöhle
                                   ▼ Ast

► Schlüsselbein ——► unterhalb des ——►Hinterrand ——► seitliche
                    7. Halswirbels des Ohrs   Stirnpartien
                                     ┘ Ast

► Innere ——► Vorderseite ——► Wange ——► äußerer Augenwinkel
des Ohrs   des Ohrs   (Verbindung zum Fuß-
                                       Gallenblasen-Meridian)

Abb. 21: Flußdiagramm des Hand-Dreifacher-Erwärmer-Meridians (Shao-Yang) (TE)

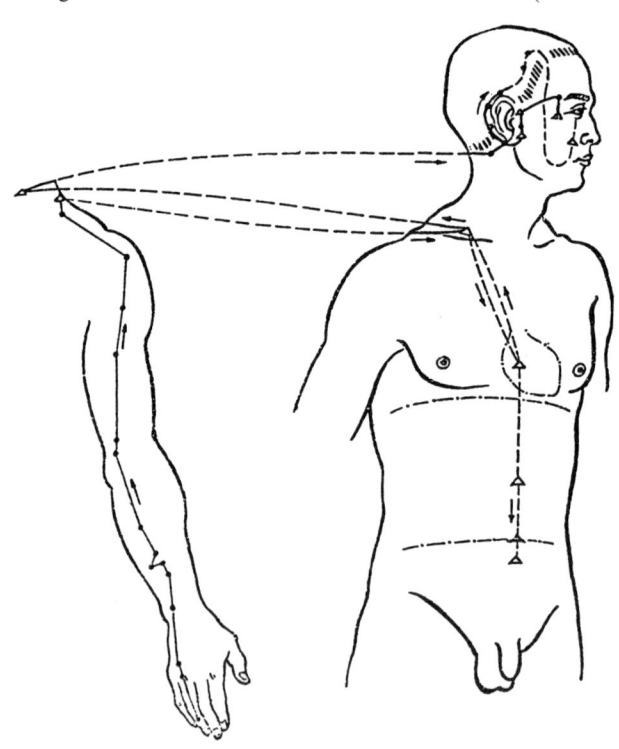

Abb. 22: Stellungsbild des Hand-Dreifacher-Erwärmer-Meridians (Shao-Yang) (TE)

Anwendung: Seitliche Kopfschmerzen, Ohren-, Augen-, Brust- und Hals-krankheiten sowie die Krankheiten, die sich auf dem Verlauf des Meridians befinden, können über diesen behandelt werden.

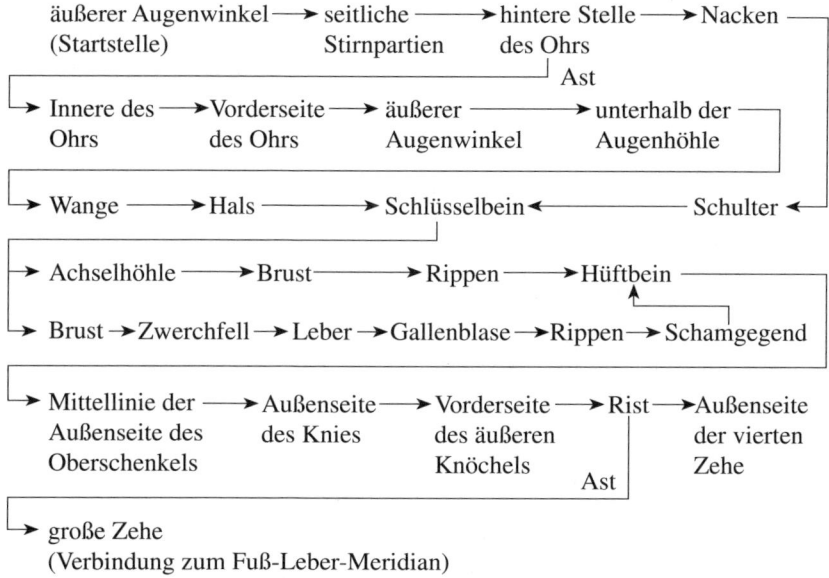

Abb. 23: Flußdiagramm des Fuß-Gallenblasen-Meridians (Shao-Yang) (GB)

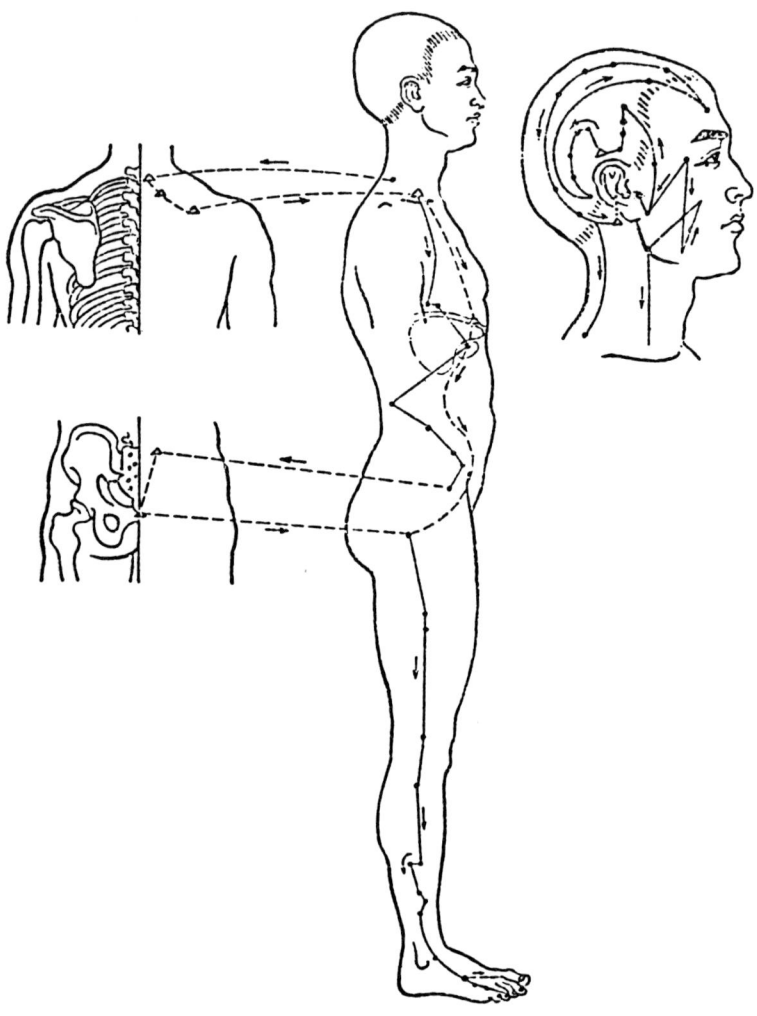

Abb. 24: Stellungsbild des Fuß-Gallenblasen-Meridians (Shao-Yang) (GB)

Anwendung: Über den Meridian können Probleme mit seitlichen Kopf-schmerzen, Füßen und Beinen sowie Einschränkungen der Beweglich-keit der Arme behandelt werden.

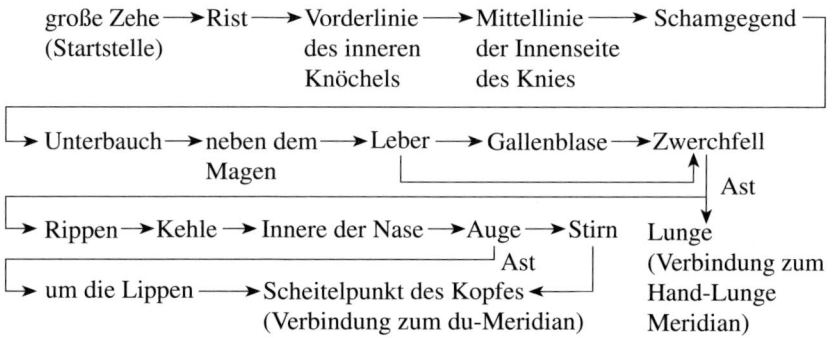

Abb. 25: Flußdiagramm des Fuß-Leber-Meridians (Jue-Yin) (LIV)

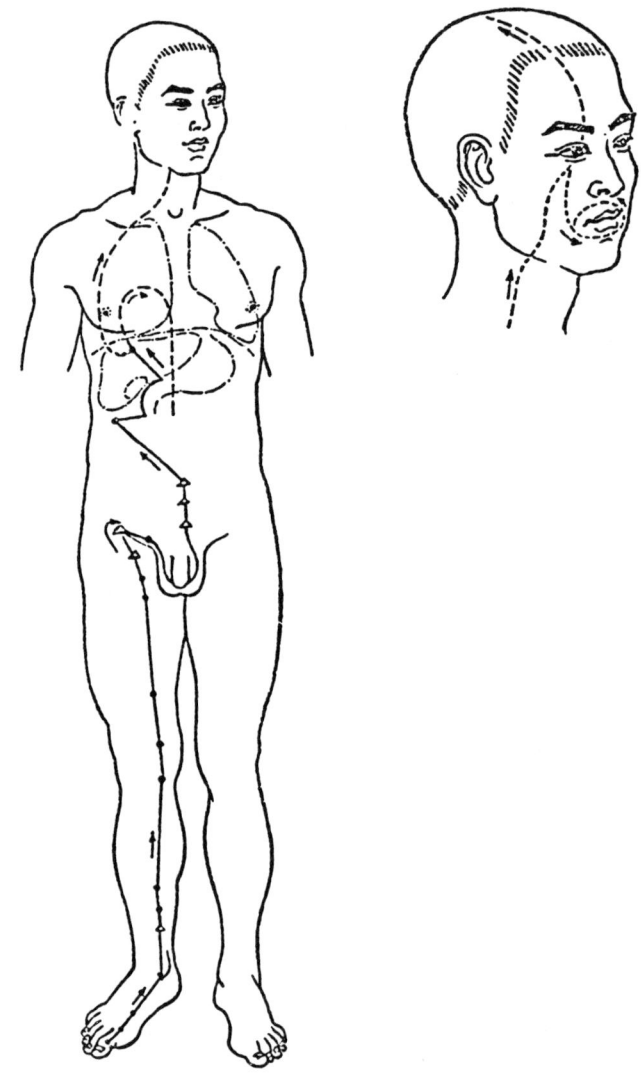

Abb. 26: Stellungsbild des Fuß-Leber-Meridians (Jue-Yin) (LIV)

Anwendung: Die Frauenkrankheiten, Geschlechtskrankheiten, Kopf-schmerzen, Magenschmerzen und geistig-seelische Krankheiten können über den Meridian behandelt werden.

Tabelle 1 ist eine Zusammenfassung der Lage der allen zwölf regulären Meridiane

Tabelle 1: Lage der zwölf regulären Meridiane

Meridian Innen Außen / Lage / Glieder		innere Seite	äußere Seite
Hand	Vorderlinie	Hand-Lungen-Meridian	Hand-Dickdarm-Meridian
	Mittellinie	Hand-Herzbeutel-Meridian	H.-Dreifach.-Erwärmer
	Hinterlinie	Hand-Herz-Meridian	Hand-Dünndarm-Meridian
Fuß	Vorderlinie	Fuß-Milz-Meridian	Fuß-Magen-Meridian
	Mittellinie	Fuß-Leber-Meridian	Fuß-Gallenblasen-Meridian
	Hinterlinie	Fuß-Nieren-Meridian	Fuß-Blasen-Meridian

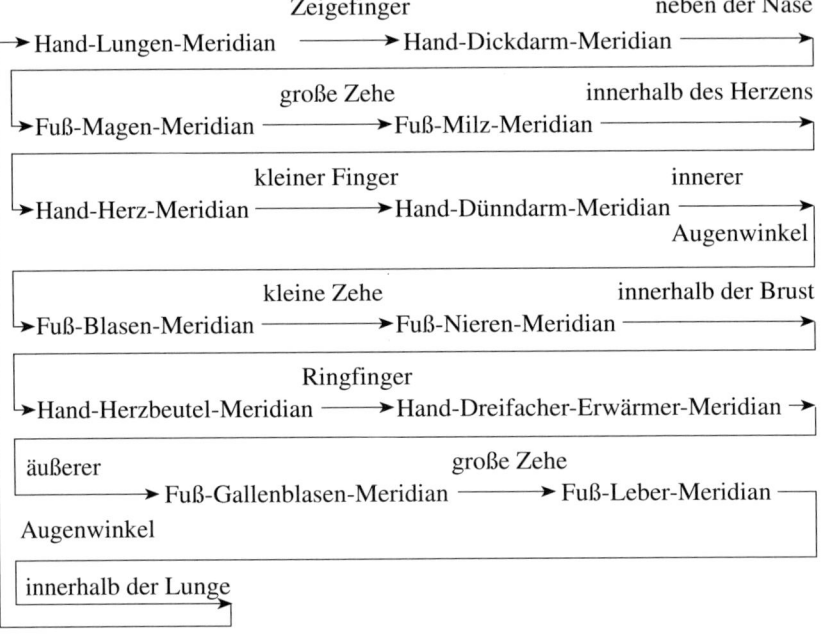

Abb. 27: Zusammenfassung des Kreislaufs von Qi und Blut in den zwölf regulären Meridianen

2.5.4 Flußdiagramme der acht außergewöhnlichen Meridiane

Der Ren-Meridian (CV) beherrscht das Yin des ganzen Körpers. Deshalb wird er „das Meer der Yin-Meridiane" genannt.

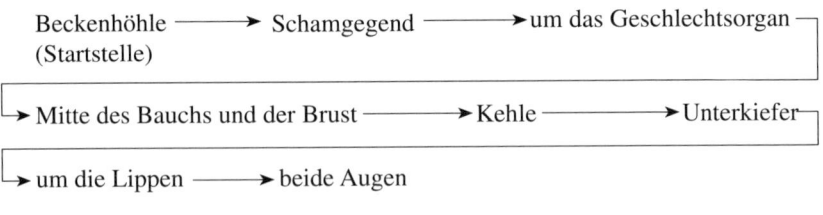

Abb. 28: Flußdiagramm des Ren-Meridians (CV)

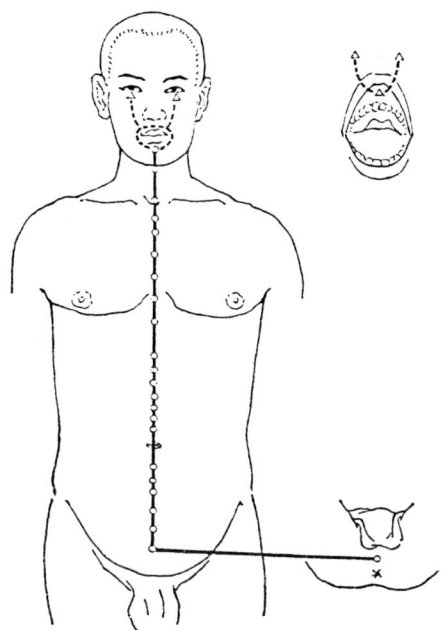

Abb. 29: Stellungsbild des Ren-Meridians (CV)

Anwendung: Über den Meridian können Brust- und Bauchkrankheiten, Hals- und Kopfkrankheiten behandelt werden.

Der Du-Meridian (GV) kontrolliert das Yang des ganzen Körpers. Deswegen wird er als „das Meer der Yang-Meridiane" bezeichnet.

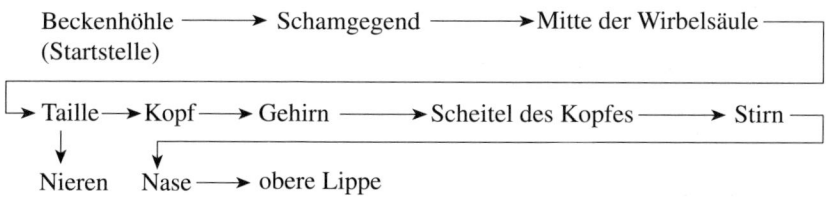

Abb. 30: Flußdiagramm des Du-Meridians (GV)

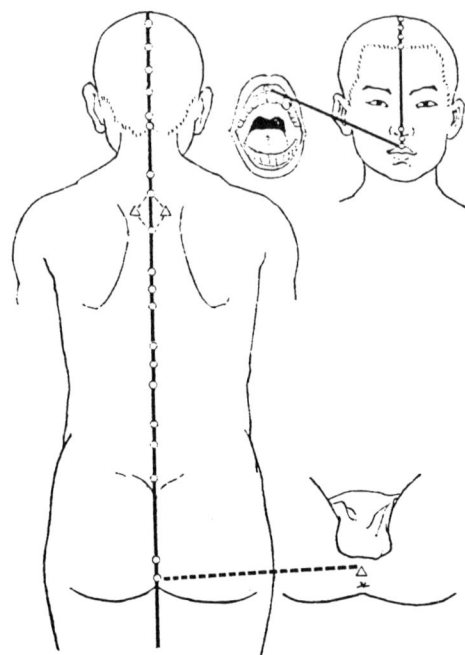

Abb. 31: Stellungsbild des Du-Meridians (GV)

Anwendung: Über den Meridian können Erkrankungen der Hüfte, Krankheiten des Nackens und geistig-seelische Krankheiten behandelt werden.

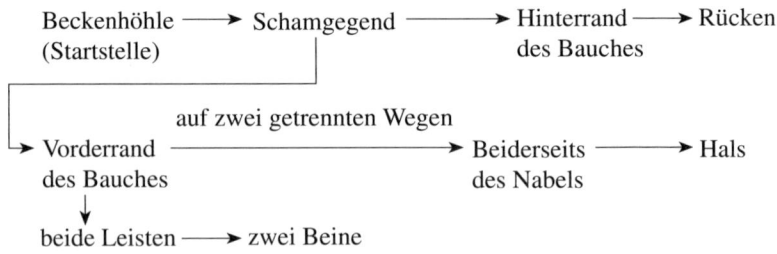

Abb. 32: Flußdiagramm des Chong-Meridians

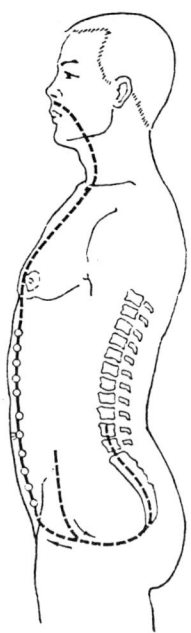

Abb. 33: Stellungsbild des Chong-Meridians

Anwendung: Über den Meridian kann man teilweise Bauchschmerzen und Probleme mit der Regelblutung behandeln.

Der Dai-Meridian zieht sich wie ein Band um den Bauch und unter den Rippen (siehe Abb. 34).

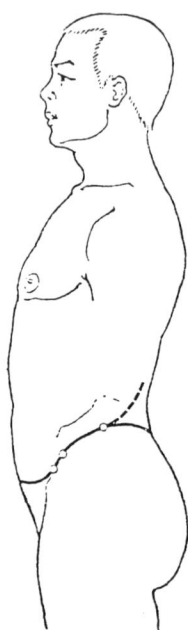

Abb. 34: Stellungsbild des Dai-Meridians

Anwendung: Über den Meridian werden die Bauchschwellung, kaltes Gefühl an der Taille und weißer Ausfluß von Frauen behandelt.

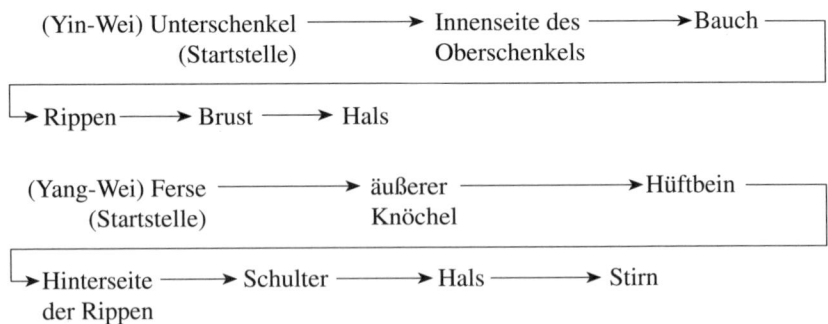

Abb. 35: Yin-Wei- und Yang-Wei-Meridiane

50

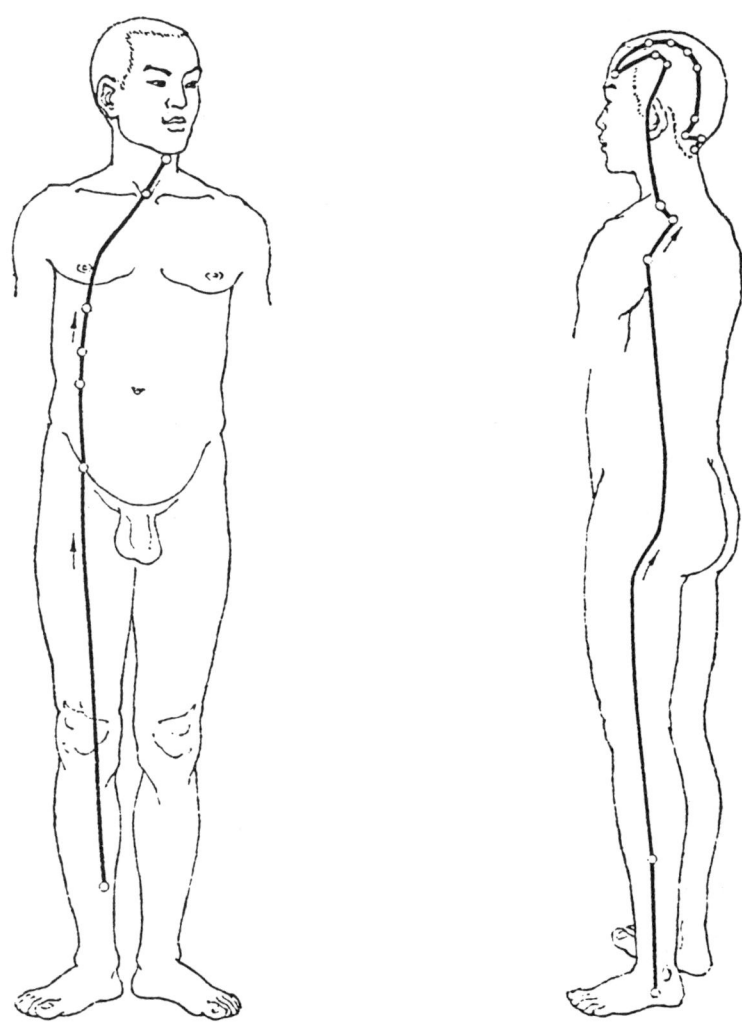

Abb. 36: Stellungsbilder der Yin-Wei- und Yang-Wei-Meridiane

Anwendung: Über die beiden Meridiane werden zum Teil Brustschmerzen und Schmerzen an der Hüfte behandelt.

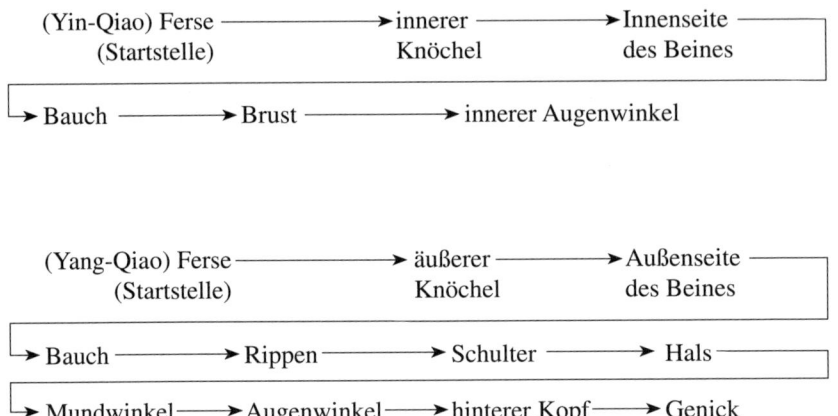

Abb. 37: Flußdiagramme der Yin-Qiao und Yang-Qiao-Meridiane

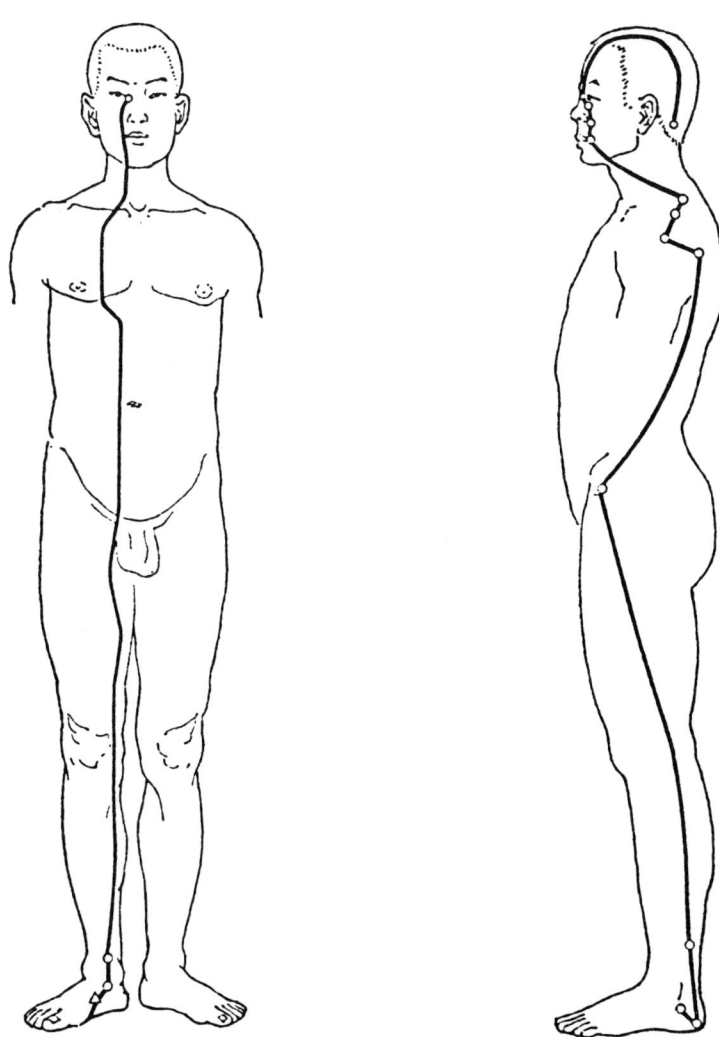

Abb. 38: Stellungsbilder der Yin-Qiao- und Yang-Qiao-Meridiane

Anwendung: Die beiden Meridiane beherrschen die Bewegungsfähigkeit, beispielsweise die Bewegungen der Augen und der Glieder. Deshalb werden Bewegungsprobleme mit Hilfe dieser Meridiane behandelt. Außerdem kann man auch Schwierigkeiten mit dem Schlafen und dem Hals behandeln.

53

2.6 Pathogenese

Die Pathogenese ist die Lehre von der Entstehung der Krankheiten und somit die Betrachtung der Ursachen. Nach chinesischer Auffassung ist die Pathologie somit die Lehre vom Ungleichgewicht des körperlichen Zustandes, welcher durch Krankheitserreger, verschiedenartige Änderungen des Körpermilieus und sonstige Symptome hervorgerufen werden kann. Fundamentale Ursache einer Erkrankung ist die Zerstörung der normalen physiologischen Aktivität des Körpers bis zu einem gewissen Grade. Im normalen Zustand befindet sich die physiologische Aktivität des Körpers in einem harmonischen Gleichgewicht. Durch den Einfluß von Krankheitserregern kann dieses harmonische Gleichgewicht gestört werden. Yin und Yang geraten somit aus dem Gleichgewicht, was dann Krankheit verursacht.

Für das Auftreten von Krankheiten sind zweierlei Gründe zu nennen. Erstens: Die Aktivität des Körpers ist schwach, was auf Verminderung des gutartigen Qi im Körper zurückgeführt werden kann. Zweitens: Krankheitserreger dringen in den Körper ein und verursachen Erkrankungen, was als Eindringen von bösartigem Qi bezeichnet werden kann. Das Auftreten und der Verlauf einer Erkrankung kann als Spiegel für den Kampf von gut- und bösartigen Qi angesehen werden, der unter gewissen Bedingungen stattfindet. In der chinesischen Pathologie wird großes Gewicht auf die Beobachtung des gutartigen Qi im Körper gelegt. Es besteht nämlich die Ansicht, daß im Übermaß vorhandenes gutes Qi im Körper das Eindringen des bösartigen Qi verhindert und man somit nicht erkranken kann. Ob nun das gutartige Qi ausreichend vorhanden ist oder nicht, hängt von der körperlichen Konstitution, vom geistigen bzw. psychischen Zustand, von der Ernährung und der körperlichen Abhärtung ab. Außerdem beeinflußt das bösartige Qi, der chinesischen Pathologie nach, bedeutend den Verlauf der Erkrankung.

Die Pathogenese der chinesischen Medizin kann zweifach unterteilt werden: zum einen in durch äußere Faktoren verursachte Krankheiten und zum anderen in Erkrankungen der inneren Organe durch Erschöpfung, Ermüdung, falsche Ernährung, sexuelle Exzesse usw. Die äußeren Faktoren können wiederum in sechs bösartige Einflüsse unterteilt werden, während die Erkrankungen der inneren Organe in sieben emotionelle Faktoren, wie Freude, Ärger, Liebe, Traurigkeit, Kummer, Schwermut und Furcht unterteilt werden. Dazu kommen Einflüsse von Ernährung, Arbeit und Freizeit usw.

2.6.1 Sechs bösartige Einflüsse

Wind, Kälte, Sommerhitze, Feuchtigkeit, Feuer und Trockenheit sind die sechs klimatischen Phänomene. Zusammenfassend werden sie die sechs äußeren Qi genannt. Wenn das Klima sich enorm verändert, können die sechs äußeren Qi Krankheiten verursachen. In diesem Fall werden sie als die sechs bösartigen Einflüsse bezeichnet. In der modernen Medizin ist man der Auffassung, daß die sechs bösartigen Einflüsse auch die von den Lebewesen (z. B. Bakterien, Viren), physikalisch und chemisch erregenden Faktoren auf den Organismus hervorgerufenen Änderungen der Pathologie enthalten.

Außerdem gibt es im Körper noch einige bösartige Faktoren, die nicht von außen in den Körper eindringen, sondern von der Disharmonie der inneren Organe hervorgerufen werden. Diese Faktoren können ähnliche Symptome wie die äußeren verursachen. Im Unterschied zu diesen werden sie als innerer Wind, innere Kälte, innere Hitze, innere Feuchtigkeit, innere Trockenheit und inneres Feuer bezeichnet.

Wind

Wind im Körper wird in äußeren und inneren Wind unterteilt. Der äußere Wind wird vom Eindringen des äußeren „bösartigen Wind-Einflusses" verursacht. Die Charakteristik des äußeren Windes ist beweglich. Er erzeugt Veränderungen und treibt voran, was sonst langsam und gleichmäßig verlaufen würde. Die vom Wind verursachten Krankheiten erscheinen deshalb plötzlich und verändern sich schnell. Wind ist ein bösartiger Einfluß, der selten allein auftritt. Gewöhnlich wird er von einem anderen bösartigen Einfluß (z. B. Kälte, Feuchtigkeit oder Hitze) begleitet. Er wird dann als Wind-Kälte, Wind-Feuchtigkeit oder Wind-Hitze bezeichnet.

Der innere Wind wird gewöhnlich von der chronischen Disharmonie der Leber hervorgebracht.

Kälte

Kälte stellt im Körper einen „bösartigen Yin-Einfluß" dar. Sie schadet vor allem dem „gutartigen Yin-Qi" des Körpers. Kälte im Körper wirkt wie Kälte in der Natur. Sie zieht die Dinge zusammen und behindert damit die natürliche Bewegung. Kälte kann in äußere und innere Kälte unterteilt werden. Äußere Kälte bedeutet den Einfluß durch Eindringen der äußeren bösartigen Kälte. Innere Kälte ist ein Zeichen für Yang-Mangel im Körper.

Sommerhitze

Sommerhitze ist ein warm-bösartiges Qi. Sie wird von der großen Hitze in der Sommerzeit umgewandelt, deren Kennzeichen die Schädigung des Qi und Jinye des Körpers ist.

Feuchtigkeit

Feuchtigkeit kann in äußere und innere Feuchtigkeit unterteilt werden. Äußere Feuchtigkeit ist von feuchtem Klima, feuchter Umgebung oder vom Regen verursacht, innere Feuchtigkeit meistens von Milz- und Magendisharmonien.

Trockenheit

Trockenheit als bösartiger Einfluß wird mit dem Herbst in Zusammenhang gebracht und vom trockenen Klima verursacht. Trockenheit ist in äußere und innere Trockenheit zu unterteilen. Äußere Trockenheit ist ein von außen in den Körper eingedrungener bösartiger Einfluß. Innere Trockenheit ist eine Folge der Schädigung des Jinye, Jin und des Blutes, durch übermäßiges Schwitzen, Erbrechen und Durchfall usw. verursacht. Ganz gleich um welche Trockenheit es sich handelt, ihr Kennzeichen ist das mangelnde Jinye. Die Symptome sind z. B. trockene Nasenschleimhäute, trockene Lippen, trockener Mund, trockener Husten sowie rissige Haut, trockener (harter) Stuhl usw.

Feuer (Hitze)

Feuer ist nur durch das Niveau von der Hitze zu unterscheiden. Starke Hitze kann in Feuer verwandelt werden. Hitze bezieht sich normalerweise auf einen äußeren und Feuer auf einen inneren bösartigen Einfluß. Außerdem kann jeder in den Körper eingedrungene bösartige Einfluß in Feuer umgewandelt werden. Disharmonie der inneren Organe kann ebenfalls Feuer produzieren. Feuer als bösartiger Einfluß führt zu Hitzeempfindung im ganzen Körper oder in einzelnen Teilen, oder läßt diese heiß aussehen. Der Betroffene lehnt Wärme ab und zieht Kälte vor. Die typischen Symptome sind hohes Fieber, ein rotes Gesicht, rote Augen, dunkler rötlicher Urin, ein Gefühl der Unruhe, Schwitzen in der Nacht und ein bitterer Geschmack im Mund.

2.6.2 Sieben Emotionen

Die Sieben Emotionen sind Freude, Ärger, Liebe, Traurigkeit, Kummer, Schwermut und Furcht. Sie sind die sieben Widerspiegelungen der Menschen zur Behandlung der natürlichen Dinge, gehören zur normalen Aktivität der geistig-seelischen Verfassung und verursachen normalerweise keine Krankheit. Aber wenn Menschen urplötzlich oder anhaltend geistig gereizt werden, wird die Aktivität der inneren Organe aus dem Gleichgewicht gebracht. So kann die Änderung der geistig-seelischen Verfassung Krankheiten verursachen.

Die Sieben Emotionen können alle Organe und Substanzen beeinträchtigen, aber jedes Organ reagiert unterschiedlich. Beispielsweise reagiert die Leber am empfindlichsten auf Ärger. Deswegen sagt man: „Ärger schadet der Leber" bzw. „Freude schadet dem Herzen", „Schwermut schadet der Lunge", „Angst schadet den Nieren" und „Kummer schadet der Milz".

2.6.3 Falsche Ernährung

Unregelmäßige, einseitige, übermäßige oder auch mangelhafte Ernährung beeinträchtigt vor allem die Funktion des Magens und der Milz und hat die Störung der körperlichen sowie geistigen Harmonie zur Folge.

2.6.4 Übermäßige Belastung

Regelmäßige Arbeit trägt zur Unterstützung des Qi- und Blutkreislaufs sowie zur Stärkung der Körperkraft bei. Übermäßige Belastung (körperliche und seelische) verursacht jedoch Krankheiten. Es gibt folgende Arten von übermäßiger Belastung: 1. Übermäßige körperliche Arbeit schädigt das Qi im Körper. Das entsprechende Symptom ist Müdigkeit und Kraftmangel. 2. Andauerndes Grübeln und eine längere geistige Belastung schädigen das Blut-Yin. Das Symptom ist ein unruhiges Gefühl, Schlaflosigkeit und viele Träume. 3. Uneingeschränktes Sexualleben schädigt das Nieren-Jing. Dies erscheint als Hexenschuß, Knieschmerzen, Schwindel und Ohrenklingen. Bei Männern können noch Pollution und Impotenz und bei Frauen anormale Regelblutung und Leukorrhöe auftreten.

2.7 Vernünftige Diät

Nahrung wird in der chinesischen Medizin als Arzneimittel genützt. Dabei handelt es sich um seit Tausenden von Jahren von chinesischen Medizinern durch unzählige Experimente gesammelte Erfahrungen. Nahrung kann nach ihrem Attribut in drei Sorten unterteilt werden: warm (Yang)-Attribut, kalt (Yin)-Attribut und neutral-Attribut. Tabelle 2 zeigt einige Beispiele der Lebensmittel für jede Sorte.

Die Ernährung spielt eine wichtige Rolle für das Gleichgewicht von Yin und Yang im Körper. Ein gesunder Mensch sollte auch täglich auf sein Essen und Trinken achten und nicht nur seine Lieblingsspeisen essen, sondern eine abwechslungsreiche Ernährung wählen. Wenn man zum Beispiel an einem Tag eine Mahlzeit mit warmem Attribut hat, sollte man am nächsten Tag eine mit kaltem Attribut essen, damit im Körper das Yin-Yang-Gleichgewicht erhalten bleibt. Falls man lange Zeit Lebensmittel mit gleichem Attribut gegessen hat, bekommt man wegen des Ungleichgewichts von Yin und Yang im Körper warme Symptome, wie harten Stuhl, Kopfschmerzen und Schlaflosigkeit sowie Halsweh usw.

Patienten können durch vernünftige Diät den Krankheitszustand verbessern, sogar manchmal heilen. Patienten mit Yin-Mangel und innerer Hitze sollten keine scharfen Lebensmittel und keine mit warmem Attribut essen, sondern mehr Lebensmittel mit kaltem Attribut wählen. Umgekehrt sollte ein Patient, wenn er kalte Symptome und Yang-Mangel hat, mehr warme Lebensmittel zu sich nehmen, durch die das Yin-Yang im Körper wieder ins Gleichgewicht gebracht werden kann.

Tabelle 2: Einige Beispiele der Lebensmittel für jede Sorte

kalt-Attribut	warm-Attribut	neutral-Attribut
Gurke, Sellerie, Rettich, Sojabohnensprosse, Tofu, Aubergine, Zucchini, Spinat, Spargel, Pilz usw.	Zwiebel, Knoblauch, Lauch und Porree, Ingwer, Paprika, Puffbohne, Schwertbohne, usw.	grünes Gemüse, Salat, Möhre, Chinakohl, Kohl, Brokkoli, Kartoffel, Tomaten, Mais usw.
Hasenfleisch, bestimmte Sorten von Fisch, Muscheln, Krebs usw.	Lammfleisch, Rindfleisch, Hirschfleisch, Krabben usw.	Schweinefleisch, Hühnerfleisch, Ente, Gans, Fische, Ei usw.
Dattelpflaume, Birne, Banane, Wassermelone, Lotossamen, Lotoswurzel, grüner Tee, Chrysantheme usw.	Honigmelone, Zuckermelone, Mandarine, Pfirsich, Kirsche, Walnuß, Pflaumen, Zierquitte, Litschi, Traube, Erdnuß, Käse, schwarzer Tee, Backwaren usw.	Apfel, Erdbeere, Kiwi, Orange, grüne Olive, Sesam, Honig usw.

Die meisten Lebensmittel können außer nach dem Attribut noch nach dem Geschmack in fünf Arten (sauer, bitter, süß, scharf, salzig) unterteilt werden. Unterschiedliche Geschmacksrichtungen haben unterschiedliche Einflüsse auf die Aktivität der Organe. Die sauren Lebensmittel (z. B. trockene Pfirsiche) können anormales Schwitzen stoppen. Den Granatapfel kann man zur Behandlung des Durchfalls und der Pollution verwenden. Die Lebensmittel mit bitterem Geschmack wirken derart, daß die Feuchtigkeit im Körper und die innere Hitze entfernt werden. So hat zum Beispiel die Balsambirne eine Heilwirkung auf Ekzeme. Süße Lebensmittel kann man essen, um sich bei Kräften zu halten. Jujube (eine Frucht) kann die Milz stärken und Honig die Lunge. Die scharfen Speisen wirken auf die Ausbreitung und den Qi-Transport sowie auf das Stillen von Schmerzen. Ingwer und Lauch beispielsweise kann man bei einer Erkältung nehmen, um Wind-Kälte (ein krankheitserreger Faktor) zu vertreiben. Die salzigen Lebensmittel können die fest residierenden, bösartigen Zustände lockern und auseinandertreiben. Deswegen verwendet man zum Beispiel gesalzene Qualle, um einen Kropf zu behandeln.

Viele Gemüsesorten haben spezielle Wirkungen. Samen der Hiobsträne und Spargel werden angewendet, Harn zu treiben. Sojabohnensprossen wirken entgiftend und entfernen innere Hitze im Dreifachen Erwärmer. Man verwendet sie zum Beispiel um Arznei- oder Alkoholvergiftungen zu beseitigen. Tofu ist eine geeignete Speise für alte Menschen

und Patienten mit Bluthochdruck, weil er die Ablagerungen in Blutgefä-
ßen lösen und Gefäßverkalkungen vermindern kann. Wenn man oft Probleme mit dem Stuhl (Verstopfung) hat, sollte man mehr frischen Spinat
und Chinakohl essen. Sellerie ist eine gute Medizin gegen innere Hitze
und Hyperlipaemia, daher empfehlenswert für Patienten mit Bluthochdruck und Zuckerkrankheit. Möhren enthalten zahlreiche Vitamine und
haben gute Heilwirkungen gegen trockene Augen und Nachtblindheit.
Chinesischer Pilz (Lentinus cdodes) kann das Magen-Qi fördern. Er enthält einige spezielle Elemente, die gute Heilwirkungen gegen Krebs
haben. Zwiebeln, Lauch und Knoblauch können Schweißbildung fördern und Entzündungen beseitigen. Sie werden zur Behandlung bei
durch „bösartigen Kälte-Einfluß" verursachter Erkältung und chroni-
scher Darmentzündung eingenommen. Ingwer hat außer der ähnlichen
Wirkung wie Lauch noch den Effekt, den Brechreiz zu lindern.

3. Qigong

3.1 Grundlage des Qigong

Qigong reicht in die ältesten kulturellen Traditionen Chinas zurück und entstand dort vor mehr als fünftausend Jahren. Es handelt sich um eine Methode, die den Körper und Geist durch gleichzeitige Kontrolle der Körperhaltung, des Atems und der Gedanken trainiert. Sie kann in Qigong für die Gesundheit und Qigong für die Kampfkunst unterteilt werden. In diesem Buch wird nur die erste Methode vorgestellt. Diese Qigong-Art kann durch sanfte körperliche Bewegung, vernünftiges Atmen und positive Gedanken das gutartige Qi im Körper stärken. Dadurch werden die Aktivitäten der inneren Organe und die Abwehrkraft des Körpers erhöht und somit die Konstitution verbessert. Deshalb heißt dieses Qigong ja auch „Qigong für die Gesundheit", weil es eine deutliche Vorbeugungswirkung und Heilwirkung gegen Krankheiten hat und die Lebenserwartung verlängern kann.

Qigong kann der äußeren Form nach in bewegtes und stilles Qigong unterteilt werden. Im stillen Qigong bleibt man entweder sitzen, liegen oder ruhig stehen. Bei dieser Art werden Jing, Qi und Blut im Körper durch die Lockerung des Körpers, Ausschaltung von störenden Gedanken und vernünftiges Atmen ins Fließen gebracht. Obwohl man in Ruhe verharrt, bewegen sich das innere Qi und Jing. Deswegen hat diese Art des Qigong das Kennzeichen „äußerliche Ruhe und innerliche Bewegung".

Gegenüber dem stillen Qigong hat das bewegte eine äußerlich sichtbare Körper- und Gliederbewegung. In diesem Fall konzentriert man sich ganz auf die Bewegung. Zusammen mit einem entsprechenden Atmen und Loslösen der Gedanken werden das Fließen und die Ausbreitung von Jing und Qi im Körper verbessert. Darum hat das bewegte Qigong das Kennzeichen „äußerliche Bewegung und innerliche Ruhe". Ohne innere Ruhe und entsprechendes Atmen ist es kein bewegtes Qigong; das ist der entscheidende Unterschied zwischen bewegtem Qigong und Gymnastik.

Qigong ist nicht nur ein Bestandteil der alten chinesischen Kultur, sondern ihm wird als Mittel zur Vorbeugung und Behandlung von Krankheiten immer größere Aufmerksamkeit geschenkt. Seit mehr als dreißig Jahren hat sich Qigong in China zu einem wissenschaftlichen Fach entwickelt, in dem man die komplizierten Phänomene und Gesetze des Lebens studieren kann. Das Fach wird in die folgenden Bereichen unterteilt: Geschichte, Anwendung, Training und Funktion, Grundtheorie und Literatur des Qigong.

In der Geschichte des Qigong werden Ursprung und Entwicklung studiert. Für die Anwendung forschen die Mediziner und Wissenschaftler, in welchen Fällen und auf welche Art und Weise Qigong angewendet werden kann. Gegenwärtig wird tatsächlich schon in vielen Bereichen, beispielsweise in der Gesundheitslehre (für medizinische Zwecke), im sportlichen Training und in der Bionik die Anwendung von Qigong erprobt.

Für das Training und die Funktion werden alle Qigong zuerst gesammelt und katalogisiert und dann durch praktische Experimente überprüft. Es gibt in China Tausende Arten von Qigong, aber nur ein sehr kleiner Teil davon ist bekannt. Qigong muß auch als Medizin betrachtet werden. Jedes Qigong darf in China erst dann verbreitet werden, wenn bewiesen wurde, daß es in der Praxis wirksam und sicher ist.

Im Zuge der Grundtheorie des Qigong untersucht man mit den traditionellen chinesischen Theorien (Yin-Yang-Theorie, Meridian-Theorie und Organe-Lehre usw.) die Beziehung zwischen den Qigong-Übungen und der Änderung der Grundsubstanzen im Körper (Qi, Blut, Jing, Shen und Jinye). In der Untersuchung wird modernste Technik eingesetzt, um die biologischen und chemischen Indizes zu messen.

Da es sich um eine der ältesten kulturellen Traditionen handelt, gibt es eine Menge Literatur über Qigong. Um diese Literatur besser zu nutzen, muß sie systematisiert werden.

Qigong hat wie die anderen Methoden der Gesundheitspflege auch einige Punkte, die man bei den Übungen beachten muß:

— auf die Übungen muß man sich vorbereiten, beispielsweise auf die Toilette gehen, bequeme Kleidung anziehen und zur Ruhe kommen.

- Zur Übung soll man einen ruhigen Platz mit viel frischer Luft, aber ohne Durchzug wählen.
- Wenn man während der Übung plötzlich von Geräuschen gestört wird, sollte man warten, bis sich die Anspannung gelöst hat, bevor man die Übung fortsetzt.
- Sofort nach dem Essen sollte man kein Qigong üben.
- Nach den Übungen darf man kein Bad mit kaltem Wasser nehmen, sich nicht mit kaltem Wasser waschen oder kalte Dinge trinken.
- Wenn man bei den Übungen Wärme, Prickeln und Anschwellen der Hände, Füße oder anderer Teile des Körpers fühlt, sollte man sich nicht auf dieses Gefühl konzentrieren. Dies sind die normalen Reaktionen auf die Übungen; man muß ihnen freien Lauf lassen.

Die erste Übung heißt Lockerungsübung. Sie gehört zum stillen Qigong und ist eine fundamentale Übung, eine gute Basis, die anderen Qigong-Übungen zu lernen. Die Lockerungsübung hat noch einen wichtigen Vorteil: Jeder, unabhängig von seinem Alter, kann sie ausüben.

Die zweite Übung nennt man „Achtzehn Übungen Taiji Qigong". Sie ist eine der bewegten Qigong-Übungen. Sie entspringt dem Taiji-Boxen und einigen typischen Qigong-Methoden, daher auch der Name.

Die dritte Übung hat den Namen „Shi Duan Jin auf dem Bett". Sie ist eine Kombination von stillem und bewegtem Qigong. Sie erzielt besonders gute Resultate bei der Verlangsamung des Alterungsprozesses.

Durch mehrjährige Experimente ist von der Autorin und chinesischen Medizinern bewiesen worden, daß die drei Übungen nicht nur wirksam und sicher, sondern auch den meisten Personen zuträglich sind. Normalerweise kann man die erste und zweite Übung sogleich ausführen. Mit der dritten Übung sollte man erst nach einer Weile des Trainierens der ersten beiden Übungen beginnen. Man hat dann bessere Erfolge, da Qi und Blut im Körper jetzt ausreichend vorhanden sind. Beharrliches und regelmäßiges Üben ist selbstverständlich, wenn man Erfolge erreichen möchte, gleichgültig welches Qigong man übt.

3.2 Lockerungsübung

3.2.1 Kurzinformation

Lockerung bedeutet hier, daß der ganze Körper von oben bis unten, von außen und innen, sowie Haut, Muskeln, Organe, Nervensystem usw. gelockert wird. Bei anstrengender Tätigkeit befinden sich Nerven und Körper in einem angespannten Zustand. Der Fluß und die Ausbreitung von Qi und Blut werden dadurch behindert. Dies verursacht nach und nach Krankheiten. Die Lockerungsübung beseitigt solche Krankheitserreger der Großhirnrinde. Physiologische Experimente haben bewiesen, daß die Funktionsverwirrrung des Sympathicus und Parasympathicus durch diese Übung nach und nach reguliert werden kann und sich Fluß und die Ausbreitung von Qi und Blut verbessern. Das ist der Grund, warum die Lockerungsübung besonders gute Wirkung gegen Nervenschwäche, Bluthochdruck und Erkrankungen des Verdauungssystems hat.

Für die Lockerungsübung gibt es einige Trainingsmethoden, aber alle haben das gleiche Ziel. Im folgenden wird eine Lockerungsübung, die streckenweise Lockerung, vorgestellt.

3.2.2 Trainingsmethode

Körperstellung: Es gibt drei mögliche Körperstellungen, die man wählen kann.

1. Sitzende Form
Sie sitzen auf einem Stuhl und halten den Rücken und Kopf ungezwungen gerade. Sie lassen die Schulter locker, schließen Mund und Augen und legen die Hände locker auf die Knie. Die Füße stehen parallel nebeneinander. Der Abstand der Füße sollte der Breite der Schultern entsprechen. Ober- und Unterschenkel bilden einen Winkel von 90° (Abb. 39).

2. Liegende Form
Sie liegen auf dem Rücken im Bett und lassen den Körper ganz locker. Sie legen die Hände neben Ihren Körper. Die Höhe des Kissens muß angemessen sein, damit Sie eine lockere Körperhaltung einnehmen können (siehe Abb. 41).

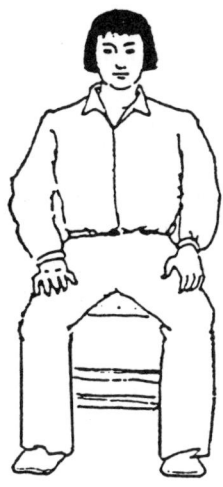

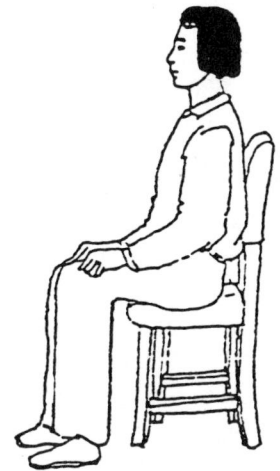

Abb. 39: Sitzende Form   Abb. 40: Angelehnt sitzende Form

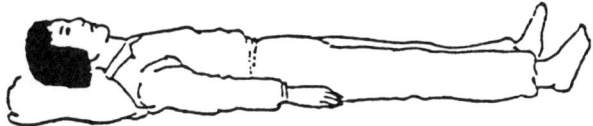

Abb. 41: Liegende Form

3. Angelehnt sitzende Form

Diese Form ähnelt der sitzenden Form, aber bei dieser darf man sich leicht an den Rücken des Stuhls lehnen. Diese Form wählen nur körperlich geschwächte Menschen, die nicht lange Zeit aufrecht sitzen können (Abb. 40).

Atem:

Sie atmen langsam und ungezwungen, gleichmäßig und fließend.

Gedanken:

Während der Übung leiten Sie Ihre Gedanken durch alle Teile des Körpers, um diesen von oben nach unten zu lockern. Die Übung wird in zwei Phasen unterteilt:

1. Phase

Sie atmen langsam ein und konzentrieren sich auf den Baihui (siehe Abb. 42). Während des Ausatmens leiten Sie mit Ihren Gedanken, ausgehend vom Baihui-Punkt, schichtweise die Lockerung aller Zonen der oberen Kopfhälfte bis zur Nasenspitze. Sie konzentrieren sich dann während des zweiten Einatmens auf die Zone, die durch die Nasenspitze geht. Sie atmen dann wieder langsam und gleichmäßig aus und leiten mit den Gedanken, vom Bereich der Nasenspitze ausgehend, alle betroffenen Teile streckenweise nach unten, bis Sie die Zone vom Ende des Unterkiefers gelockert haben. Sie atmen jetzt wieder ein und konzentrieren sich auf die letzte Schicht am Ende des Unterkiefers. Während des Ausatmens lockern Sie von hier aus weiter den ganzen Hals bis zum Ende des Halses. So fahren Sie fort. Während des Einatmens konzentrieren Sie sich auf die letzte Schicht, die bei der letzten Lockerung erreicht wurde. Sie leiten während des Ausatmens mit den Gedanken von da aus streckenweise die Lockerung aller betroffenen Teil nach unten. Die Reihenfolge sieht folgendermaßen aus (Abb. 42):

4. Einatmen: Konzentrieren Sie sich auf das Ende des Halses.

4. Ausatmen: weiter bis zur Brust lockern.

5. Ausatmen: weiter durch die Brust bis der Magen gelockert ist.

6. Einatmen: Konzentration auf den Magen.

6. Ausatmen: weiter vom Magen aus entlang dem Körper bis zum Bauchnabel lockern.

7. Einatmen: Konzentration auf den Bauchnabel.

7. Ausatmen: weiter durch den Unterbauch bis zu beiden Leisten lockern.

8. Einatmen: Konzentrieren Sie sich gleichzeitig auf die beiden Leisten.

8. Ausatmen: gleichzeitig durch beide Oberschenkel bis zu beiden Knien lockern.

9. Einatmen: Konzentration auf beide Knie.

9. Ausatmen: weiter entlang der Unterschenkel bis zu den Fußgelenken lockern.

10. Einatmen: Konzentration auf die Fußgelenke.

10. Ausatmen: weiter durch beide Füße bis zu den Zehen lockern.

Dann konzentrieren Sie sich auf die Punkte Yong Quan (Yin-Quell-Punkt, siehe Abb. 42) im Fußgewölbe (ca. zwei Minuten) und atmen ruhig weiter.

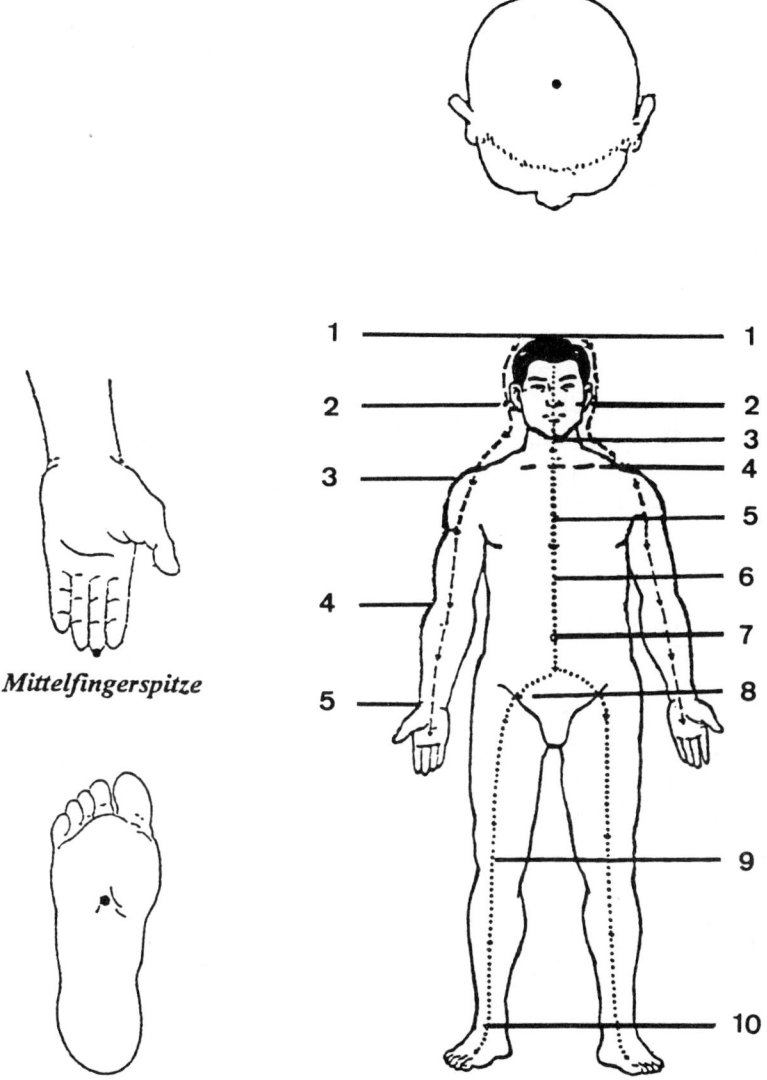

Baihui(GV20)

Mittelfingerspitze

Yongquan(KI1)

Abb. 42: Veranschaulichung der Lockerungsübung

2. Phase

Nach der ersten Phase nehmen Sie die Gedanken zurück und konzentrieren sich wieder auf den Ausgangspunkt (Baihui-Punkt). Beginnen Sie mit dem Einatmen:

1. Einatmen: Konzentration auf den Baihui-Punkt
1. Ausatmen: Vom Ausgangspunkt startend entlang den beiden Seiten des Kopfs bis zu den Ohren lockern.
2. Einatmen: Konzentration auf die Ohren.
2. Ausatmen: Von den Ohren aus weiter entlang den beiden Seiten durch den Hals bis zu den Schultern lockern.
3. Einatmen: Konzentration auf die Schultern.
3. Ausatmen: Von den Schultern aus weiter durch die Oberarme bis zu den Ellbogen lockern.
4. Einatmen: Konzentration auf die Ellbogen.
4. Ausatmen: Von den Ellbogen aus weiter durch die Unterarme bis zu den Handgelenken lockern.
5. Einatmen: Konzentration auf die Handgelenke.
5. Ausatmen: Weiter durch die Hände bis zu den Fingerspitzen lockern.

Dann konzentrieren Sie sich ca. zwei Minuten auf die beiden Mittelfingerspitzen (je ein Punkt in jeder Hand); währenddessen atmen Sie normal.

Nach der Lockerung des ganzen Körpers nehmen Sie jetzt die Gedanken von den Mittelfingerspitzen zurück und konzentrieren sich für etwa fünf bis zehn Minuten auf den Bauchnabel.

3.3 Achtzehn Übungen Taiji Qigong

3.3.1 Kurzinformation

Die achtzehn Übungen Taiji Qigong sind ein Abfolge verschiedener erfolgreich erprobter Qigong-Übungen. Sie wurden von Prof. Lin Housheng zusammengestellt und entspringen dem Taiji Quan und einigen typischen Qigong-Methoden. Deshalb haben sie nicht nur die Vorteile von Taiji Quan — regelmäßig, langsam und sanft —, sondern es werden auch die wichtigsten Charakteristika des Qigong in den Übungen betont:

68

– Der Gedanke muß sich zusammen mit der inneren Qi-Energie ändern.
– Der Geist muß mit dem Körper harmonieren.

Die Übungen sind relativ leicht zu lernen (leichter als das Taiji Quan) und haben bei vielen Menschen sehr gute Resultate erzielt. Bei den Übungen konzentriert man sein Denken auf den jeweiligen Übungsablauf. Dadurch wird der Körper entspannt. Durch tiefes Atmen nimmt man eine große Menge frischer Luft auf, wodurch der Stoffwechsel und die körperliche Verfassung gestärkt werden. Die Übungen haben deshalb eine gute Heilwirkung gegen viele Krankheiten.

3.3.2 Trainingsmethode

1. Übung: Den Atem fließen lassen (Abb. 43, 44 und 45)

Die Füße stehen parallel nebeneinander und sind schulterbreit voneinander entfernt. Sie schauen nach vorne. Der Oberkörper ist ungezwungen aufgerichtet, die Arme hängen locker herab. Nun können Sie mit der Übung beginnen.
(1) Heben Sie die Arme langsam bis zur Höhe der Schulter. Die Handflächen weisen nach unten zur Erde. Gleichzeitig atmen Sie ein.
(2) Lassen Sie Ihren Oberkörper immer noch aufrecht und beugen Sie langsam die Knie. Gleichzeitig bewegen Sie die Hände nach unten bis zum Bauch (wie Abb. 45) und atmen aus.
Wiederholen Sie die unter (1) und (2) beschriebenen Bewegungen sechsmal.

Beachten Sie: Man muß die Schultern und Ellenbogen herabhängen lassen, die Finger ungezwungen ein wenig krümmen und den Oberkörper immer aufrecht halten.

Gedanken: Der Körper ist wie Wasser im Springbrunnen, welches langsam auf und nieder steigt.

Wirkung: Die Übung hat gute Heilwirkungen gegen Herzkrankheit, Bluthochdruck und Leberentzündung.

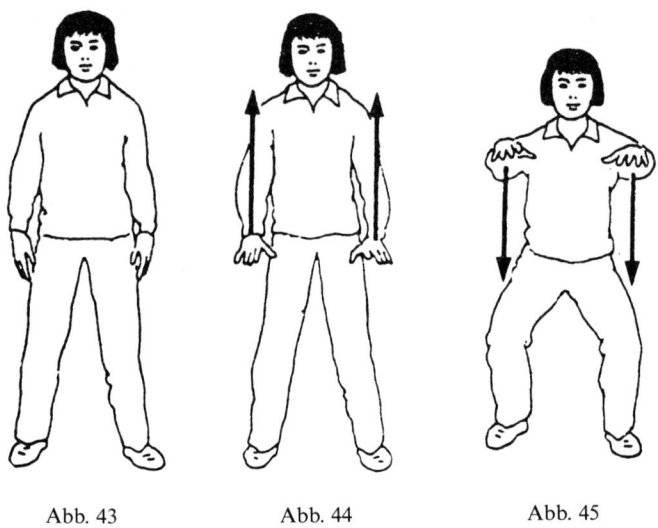

Abb. 43   Abb. 44   Abb. 45

2. Übung: Die Brust weiten (Abb. 46 und 47)

(folgt der letzten Bewegung von Abb. 44 in der 1. Übung)

(1) Heben Sie langsam die Arme bis zur Brust und strecken Sie dabei die Knie langsam durch. Gleichzeitig drehen Sie Ihre Handflächen parallel zueinander. Dann öffnen Sie Ihre Arme langsam so weit wie möglich nach beiden Seiten. Dabei atmen Sie gleichzeitig ein.

(2) Danach lassen Sie die Arme langsam bis zur Mitte vor der Brust zusammen kommen. Drehen Sie die Handflächen wieder nach unten Richtung Boden und beugen Sie die Knie. Atmen Sie dabei gleichzeitig aus.

Wiederholen Sie die Bewegungen (1) und (2) sechsmal.

Beachten Sie: Die Bewegungen müssen langsam und fließend ausgeführt werden.

Gedanken: Stellen Sie sich vor, Sie würden auf dem Gipfel eines Berges stehen, eine herrlich schöne Landschaft liegt vor Ihnen und Sie haben gute Laune.

Atem: Während Sie die Hände nach oben und nach beiden Seiten nehmen, atmen Sie ein. Während Sie die Hände zur Mitte und nach unten nehmen, atmen Sie aus.

Wirkung: Die Übung hat Heilwirkung bei Lungenemphysem, Herzkrankheit, Atemnot, Brustbeklemmung und Nervenschwäche.

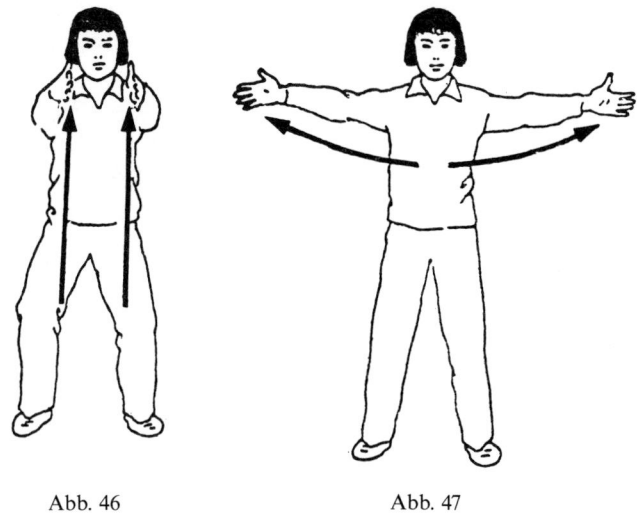

Abb. 46   Abb. 47

3. Übung: Die Arme schwenken (Abb. 48 und 49)

(1) Strecken Sie langsam Ihre Arme vor der Brust, die Handflächen müssen nach unten zeigen. Gleichzeitig strecken Sie die Knie langsam durch und atmen dabei ein.

(2) Heben Sie jetzt die Hände langsam zum Kopf. Den Schwerpunkt des Körpers verlagern Sie auf das rechte Bein. Das rechte Knie ein wenig beugen. Beide Füße müssen auf dem Boden bleiben. Der linke Fuß bleibt gerade. Die linke Hand vom Kopf waagerecht nach links führen, die Handflächen zeigen nach oben. Die rechte Hand soll dabei halbrund über den Kopf nach links zeigen, dabei muß die Handfläche nach unten zeigen. Weiter einatmen.

(3) Den Schwerpunkt des Körpers jetzt auf das linke Bein verlagern. Die Übung wie unter (2) beschrieben in umgekehrter Richtung weiter ausführen und dabei gleichzeitig ausatmen.

Wiederholen Sie die Übung sechsmal.

Beachten Sie: Beim Schwenken der Arme atmet man während der Bewegung nach der linken Seite ein und während der Bewegung nach der rechten Seite aus.

Gedanken: Stellen Sie sich vor, Sie würden in herrlichen Wolken fliegen und die Arme schwenken.

Wirkung: Die Bewegungen sind gegen Hexenschuß und Rückenschmerzen. Sie können auch das Fettpolster an den Hüften abbauen.

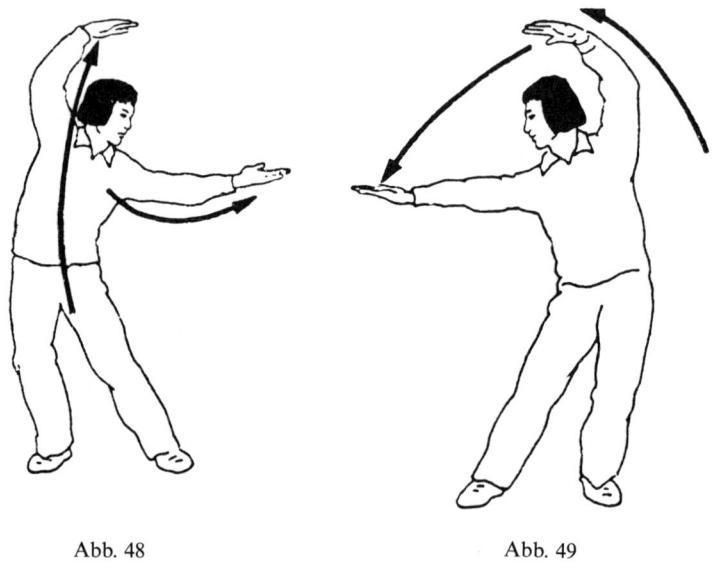

Abb. 48   Abb. 49

4. Übung: Die Arme kreisen (Abb. 50 und 51)

(1) Verlagern Sie Ihren Schwerpunkt zur Mitte der Beine. Gehen Sie ein wenig in die Hocke. Der linke Arm beschreibt vor dem Körper nach links, der rechte Arm nach rechts einen Kreis, bis sich die beiden Arme vor dem Bauch kreuzen. Die Handflächen müssen dabei nach innen zeigen. Atmen Sie währenddessen ein.

(2) Strecken Sie die Knie durch und heben Sie dabei die Arme kreisförmig über den Kopf, bis sie sich kreuzen. Gleichzeitig drehen Sie die Handflächen nach oben, dabei die Brust herausstrecken und den Kopf heben. Weiterhin einatmen.

(3) Jetzt drehen Sie die Handflächen nach außen. Strecken Sie die Arme durch. Dann senken Sie die Arme von oben nach beiden Seiten herab bis zu den Knien und kreuzen die Hände wieder wie unter (1) be-

schrieben vor dem Bauch. Lassen Sie nun das Ellbogengelenk ein wenig gebeugt. Dabei atmen Sie aus.

Wiederholen Sie die Übung sechsmal.

Beachten Sie: Die Arme drehen sich von innen unten nach außen oben in zwei großen Kreisen. Beim Einatmen streckt man die Knie durch, beim Ausatmen beugt man sie ein wenig.

Gedanken: Stellen Sie sich vor, Sie wären in herrlichen Wolken und würden diese voller Freude und Begeisterung teilen.

Atmen: Während Sie die Arme nach oben nehmen, atmen Sie ein. Während Sie die Arme nach unten nehmen, atmen Sie aus.

Wirkung: Die Bewegungen haben gute Heilwirkungen gegen Herzkrankheiten, Asthma und Schultergelenkentzündung.

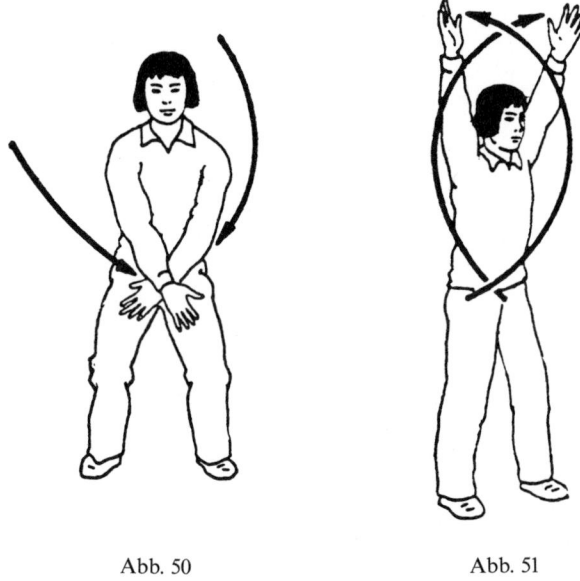

Abb. 50   Abb. 51

5. Übung: Die Arme abwechselnd strecken (Abb. 52 und 53)

(1) Strecken Sie den linken Arm nach vorn aus. Die Handfläche zeigt nach oben. Winkeln Sie den rechten Arm an, die Handfläche zeigt nach vorn, die Taille (Hüfte) drehen Sie dabei nach rechts. Die Augen blicken

73

auf die rechte Hand. Die linke Handfläche dreht sich nach oben um. Währenddessen atmen Sie ein. Dann schieben Sie den rechten Arm vom Ohr aus nach vorne. Gleichzeitig atmen Sie aus, währenddessen sich die beiden Hände in Höhe der Brust kreuzen.

(2) Winkeln Sie dann den linken Arm nach hinten an. Die Taille drehen Sie dabei nach links. Die Augen blicken jetzt auf die linke Hand. Die rechte Handfläche drehen Sie nach oben. Atmen Sie dabei ein. Dann schieben Sie den linken Arm vom Ohr aus nach vorne. Gleichzeitig atmen Sie dabei aus, während Sie den rechten Arm zurücknehmen.

Wiederholen Sie die Bewegungen (1) und (2) sechsmal.

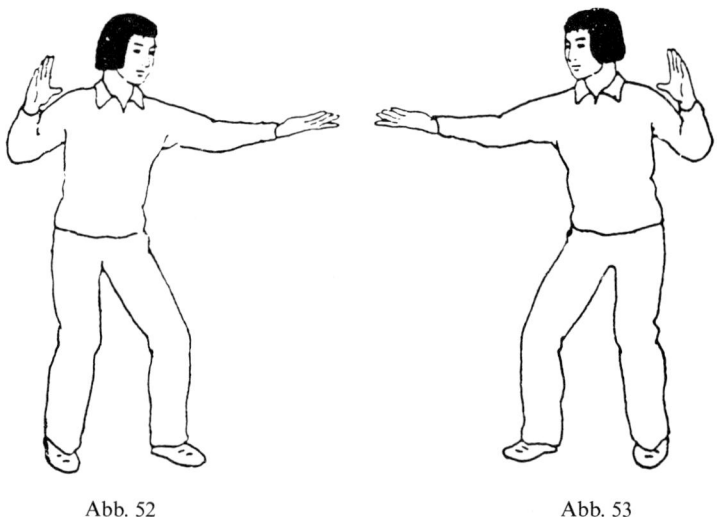

Abb. 52 Abb. 53

Beachten Sie: Die Hände schieben mit innerer Kraft. Wenn sich eine Hand nach hinten bewegt, blicken die Augen auf die zurückkommende Hand. Wenn Sie sich nach vorne schiebt, blicken die Augen auf die schiebende Hand.

Gedanken: Stellen Sie sich vor, die Arme bewegen sich wie ein Zug auf der Achterbahn.

Wirkung: Die Bewegungen haben Heilwirkungen gegen Schulter-, Ellbogen- und Handgelenkentzündung, Asthma und Luftröhrenentzündung.

74

6. Übung: Ein Boot rudern (Abb. 54)

(1) Während sich die Arme vor der Brust nach vorn schieben, drehen sich die Handflächen nach unten um. Dann bewegen sich die Arme vom Bauch an nach unten und hinten. Gleichzeitig beugen Sie die Knie. Achten Sie darauf, daß der Oberkörper aufgerichtet bleibt. Die Augen blicken nach vorne. Atmen Sie noch immer aus.

(2) Dann strecken Sie die Knie und die Arme langsam durch. Gleichzeitig drehen sich die Handflächen nach außen. Die Arme langsam heben und die Handflächen nach oben und dann nach vorne bewegen. Währenddessen atmen Sie ein.

(3) Man beugt die Knie langsam wieder und hält den Oberkörper dabei aufrecht. Die Handflächen drehen sich dann nach unten und hinten um. Die Arme bewegen sich wieder wie in (1). Atmen Sie dabei aus.

Wiederholen Sie die Übung sechsmal.

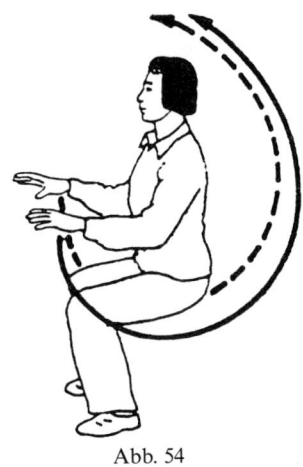

Abb. 54

Beachten Sie: Die Arme müssen immer gestreckt bleiben und nur die Handflächen drehen sich um. In der Hocke atmen Sie aus, beim Aufstehen atmen Sie ein.

Gedanken: Stellen Sie sich vor, Sie würden mit Ihrer Freundin (Ihrem Freund) auf einem See rudern.

Wirkung: Diese Übung kann die Funktion des Verdauungssystems verstärken. Sie hat gute Heilwirkungen gegen Magen- und Darmkrankheiten, Herzkrankheit und Nervenschwäche.

7. Übung: Den Ball nach oben heben (Abb. 55 und 56)

(1) Während Sie den rechten Arm nach unten und hinten strecken, heben Sie den linken Arm; die rechte Handfläche dreht sich nach oben um. Der rechte Arm hebt sich dann nach links oben bis zur Höhe der Schulter. Man bewegt sich so, als wenn man einen Ball nach oben heben würde. Der Schwerpunkt ist nun auf dem linken Bein. Die rechte Ferse heben Sie an. Einatmen. Dann kommt der rechte Arm nach rechts unten zurück. Ausatmen.

(2) Der linke Arm bewegt sich dann wie unter (1) beschrieben. Der Schwerpunkt ist jetzt auf dem rechten Bein.

Wiederholen Sie die Bewegungen (1) und (2) sechsmal.

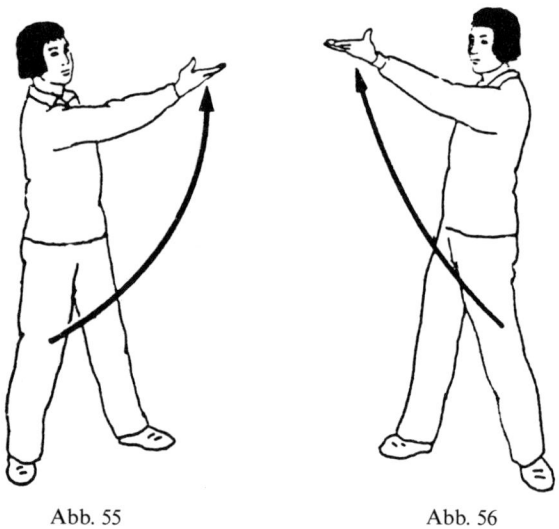

Abb. 55   Abb. 56

Beachten Sie: Beim Heben des Balls blicken die Augen auf die nach oben gerichtete Hand. Die Zehenspitzen stoßen mit Kraft vom Boden ab.

Gedanken: Man spielt Ball wie ein Kind.

8. Übung: Den Körper drehen und den Mond anblicken (Abb. 57)

(1) Gehen Sie in die Hocke und heben Sie die gestreckten Arme nach oben links. Gleichzeitig drehen sich der Oberkörper und der Kopf nach

76

links, der Blick ist zum Himmel (Mond) gerichtet. Währenddessen atmen Sie ein. Dann kommen die Arme zurück. Gleichzeitig atmen Sie aus. ˍ

(2) Dann machen Sie dieselbe Bewegung wie (1), jetzt aber heben Sie die Arme nach rechts oben. Gleichzeitig einatmen. Dann die Arme wieder zurücknehmen und ausatmen.

Die Übung sechsmal wiederholen.

Beachten Sie: Drehen Sie den Kopf, den Oberkörper und die Arme so weit wie möglich. Dabei müssen Sie die Fersen am Boden lassen.

Gedanken: Sie haben ein gutes Gefühl und blicken zu einem hellen Mond.

Wirkung: Diese Übung kann die Funktion von Milz und Nieren verstärken. Sie hat Heilwirkungen gegen Hexenschuß, Rückenschmerzen und Lendenmuskelzerrung. Sie bewirkt auch Gewichtsabnahme (Fettleibigkeit).

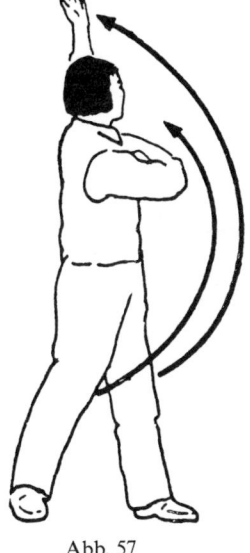

Abb. 57

9. Übung: Die Hüfte drehen und die Hände schieben (Abb. 58 und 59)

(1) Die Hände bleiben in Hüfthöhe, die Handflächen weisen nach oben. Der Oberkörper dreht sich nach links, und der rechte Arm schiebt

77

gleichzeitig mit innerer Kraft nach links vorn. Atmen Sie dabei aus. Dann kommt die rechte Hand zurück. Atmen Sie ein.

(2) Der Oberkörper dreht sich dann nach rechts, und der linke Arm bewegt sich wie unter (1) beschrieben. Währenddessen atmen Sie aus. Dann kommt der Arm zurück. Atmen Sie dabei ein.

Wiederholen Sie die Übung sechsmal.

Beachten Sie: Während Sie die Hand nach vorne schieben, weisen die Finger nach oben. Die Hände bewegen sich mit innerer Kraft.

Gedanken: Bei dem Einatmen stellen Sie sich vor, daß Sie kristallklare Luft einatmen.

Wirkung: Diese Bewegungen können die Funktionen von Milz und Nieren verstärken, ebenso wie die Kraft der Lendenmuskeln. Sie haben auch Heilwirkungen bei Lendenmuskelzerrungen, Hexenschuß und Beinschmerzen.

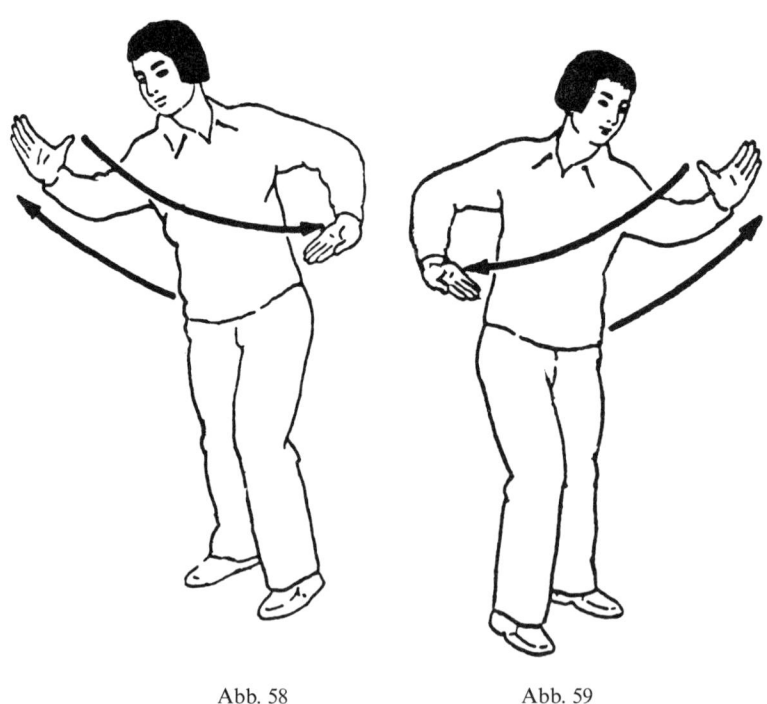

Abb. 58   Abb. 59

10. Übung: Yun Schou (Abb. 60 und 61)

(1) Während der linke Arm in Augenhöhe nach vorn schiebt, dreht sich die Handfläche nach innen. Die rechte Hand bleibt vorn und die Handfläche zeigt nach links. Währenddessen atmen Sie ein. Gleichzeitig bleiben die Arme in der angegebenen Position und der Oberkörper dreht sich langsam nach links.

(2) Der Oberkörper dreht sich so weit wie möglich nach links, dann wechselt man die Stellung der Hände, der Oberkörper dreht sich nach rechts. Währenddessen atmet man aus.

Wiederholen Sie die Bewegungen (1) und (2) sechsmal.

Beachten Sie: Der Blick richtet sich immer auf die obere Hand. Der Körper, die Bewegung und die Gedanken müssen eins sein.

Wirkung: Die Übung hat Heilwirkungen gegen Nervenschwäche, Neurose, Magen- und Darmkrankheiten und Verdauungsstörung.

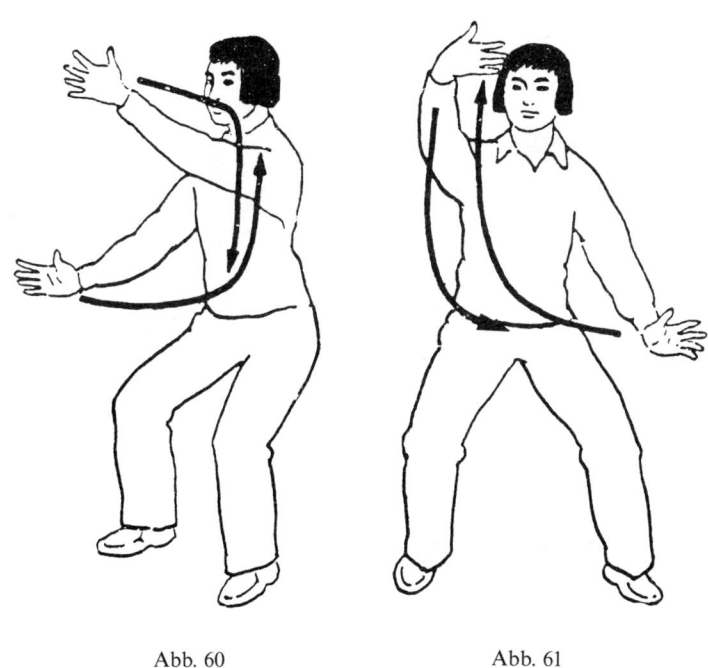

Abb. 60   Abb. 61

79

11. Übung: Wasser schöpfen und den Himmel anschauen
(Abb. 62 und 63)

(1) Man macht mit dem linken Fuß einen Schritt nach vorn, der Oberkörper ist ebenfalls nach vorn geneigt. Dann kreuzt man die Hände vor
dem linken Knie. Man hebt und streckt die Arme, der Oberkörper neigt
sich nach hinten. Einatmen. Der Blick geht zum Himmel. Die Handflächen sind jetzt nach innen gerichtet.
(2) Dann neigt sich der Oberkörper wieder nach vorne, und die Arme
kommen zurück bis zum linken Knie. Ausatmen.
Wiederholen Sie die Übung sechsmal.

Gedanken: Stellen Sie sich vor, Sie würden einen schönen Himmel anschauen.

Wirkung: Kann die Nieren und den Magen sowie die Kraft der Hüfte
und Beine stärken. Hat Heilwirkungen gegen Magen- und Darmkrankheiten, Hexenschuß, Beinschmerzen und Fettleibigkeit.

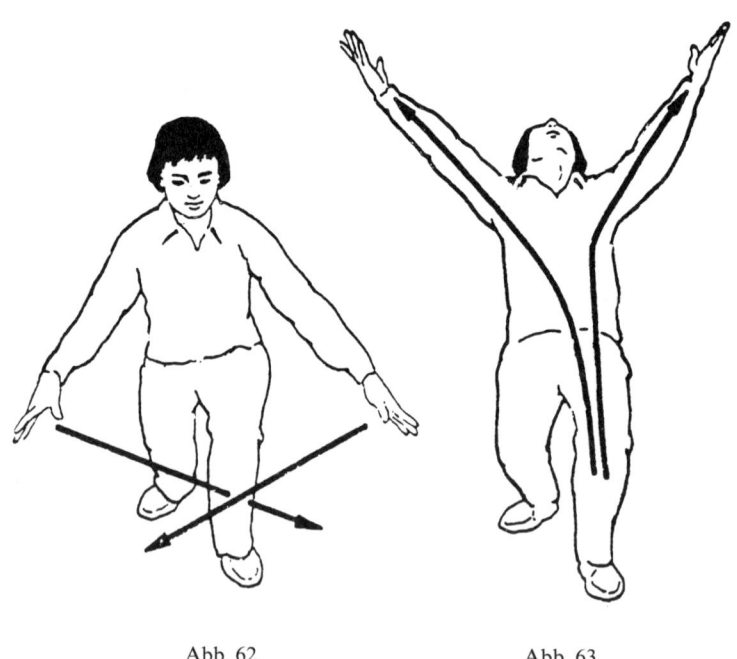

Abb. 62   Abb. 63

12. Übung: Wellen stoßen (Abb. 64 und 65)

(1) Die Arme werden vor der Brust angewinkelt, die Handflächen zeigen nach vorn. Der Schwerpunkt verlagert sich auf das rechte Bein. Die Ferse des linken Fußes ist auf der Erde, und die Fußspitze hebt sich. Währenddessen atmen Sie ein.

(2) Dann bewegt sich der Oberkörper nach vorn. Die ganze linke Fußsohle ist auf der Erde, und die Ferse des rechten Fußes hebt sich. Gleichzeitig schieben die beiden Hände nach vorn. Ausatmen.

Die Übung zwölfmal wiederholen.

Beachten Sie: Der Schwerpunkt bewegt sich nach hinten. Atmen Sie dabei ein. Der Schwerpunkt bewegt sich nach vorn (Hände schieben). Atmen Sie dabei aus.

Gedanken: Der Körper bewegt sich wie eine Welle.

Wirkung: Die Übung kann Leber und Milz stärken. Sie hat Heilwirkungen bei Leberentzündung, Lungenkrankheit, Nervenschmerzen in den Zwischenrippen, Nervenschwäche und Schlaflosigkeit.

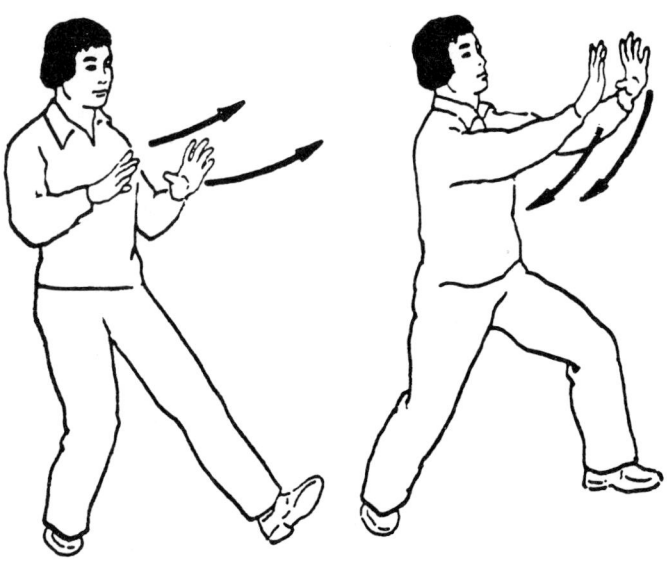

Abb. 64   Abb. 65

13. Übung: Die Flügel wie eine Taube ausbreiten (Abb. 66 und 67)

(1) Strecken Sie die Arme vor der Brust waagerecht aus. Die Handflächen sind nach innen gerichtet. Der Schwerpunkt liegt auf dem rechten Bein, und die linke Fußsohle hebt sich. Die Arme nach beiden Seiten ausbreiten. Währenddessen atmen Sie ein.

(2) Dann verlagert sich der Schwerpunkt auf das linke Bein. Die Ferse des rechten Fußes hebt sich, und die Arme kommen gleichzeitig vor der Brust zurück. Atmen Sie dabei aus.

Wiederholen Sie die Übung zwölfmal.

Beachten Sie: Die Arme bewegen sich entspannt und leicht.

Gedanken: Eine Taube breitet die Flügel aus.

Wirkung: Die Übung kann die Funktion der Leber verbessern. Sie hat Heilwirkungen bei Leberentzündung, Lungenkrankheit, Herzkrankheit und Nervenschwäche.

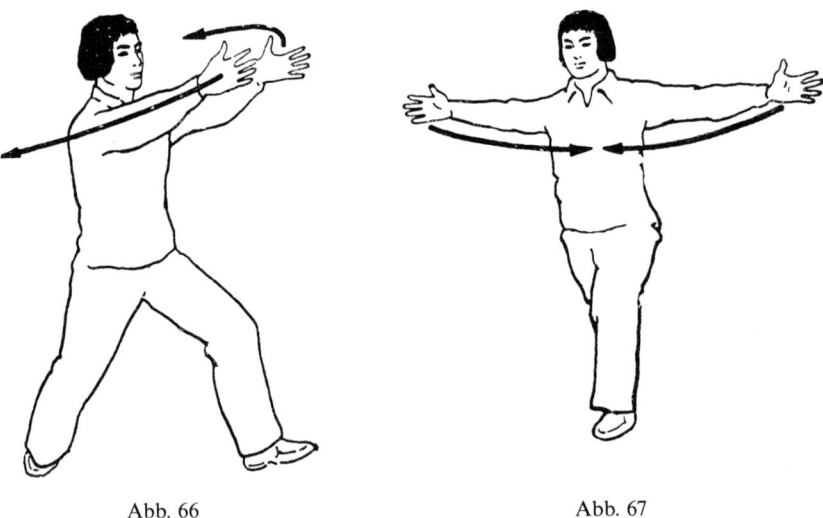

Abb. 66   Abb. 67

14. Übung: Boxen (Abb. 68 und 69)

(1) Beide Beine stehen nebeneinander. Die Knie beugen sich ein wenig. Die Hände werden zur Faust geballt und bleiben auf beiden Seiten neben den Hüften. Die Handflächen weisen nach oben.

82

(2) Der linke Arm bewegt sich langsam mit innerer Kraft nach vorn wie ein Faustschlag. Gleichzeitig ausatmen. Den linken Arm zurückziehen und einatmen.

(3) Dann bewegt sich der rechte Arm wie unter (2) beschrieben. Wiederholen Sie die Bewegungen (2) und (3) sechsmal.

Beachten Sie: Immer wenn die Arme nach vorn ausgestreckt sind, drehen Sie die Faust nach unten um.

Gedanken: Wie ein Boxer trainieren.

Wirkung: Die Übung kann die innere Kraft des Körpers stärken und die Lungenkapazität vergrößern. Sie hat Heilwirkungen gegen Asthma, Bronchitis, Nervenschwäche, Neurose und Schlaflosigkeit.

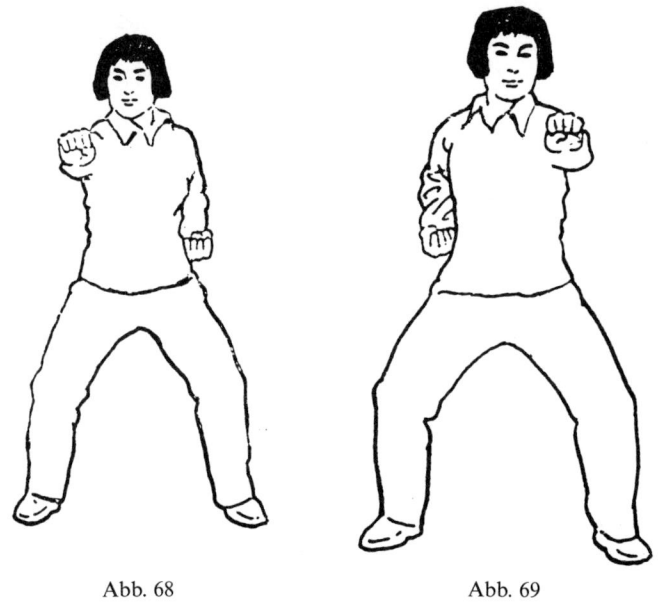

Abb. 68   Abb. 69

15. Übung: Wie eine Wildente fliegen (Abb. 70 und 71)

(1) Sie stehen und strecken die Arme nach beiden Seiten aus. Sie gehen so tief wie möglich in die Hocke, halten aber den Oberkörper aufrecht. Die Arme bewegen sich nach unten; die Handflächen zeigen ebenfalls nach unten. Dann richten Sie sich wieder auf, und die Arme heben Sie

hoch bis zur Schulter. Die Fersen heben sich. Sie machen die Bewegung ähnlich einer Wildente beim Flug. Währenddessen atmen Sie ein.

(2) Dann gehen Sie wieder nach unten in die Hocke und pressen mit den Armen nach unten. Dabei atmen Sie aus.

Wiederholen Sie die Bewegungen (1) und (2) sechsmal.

Beachten Sie: Das Handgelenk muß locker bleiben.

Gedanken: Man fliegt wie eine Wildente.

Wirkung: Die Übung kann angespannte Nerven entspannen. Sie hat Heilwirkungen gegen Schwindelgefühl, Kopfschmerzen, Nervenschwäche und Neurose.

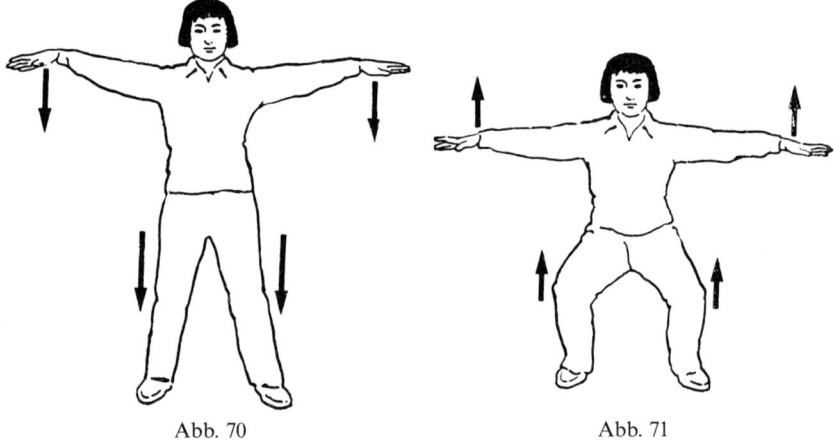

Abb. 70 Abb. 71

16. Übung: Sich wie ein Riesenrad drehen (Abb. 72 und 73)

(1) Die Arme vor dem Körper ausstrecken und an der Hüfte vorbei kreisförmig nach links oben drehen. Währenddessen atmen Sie ein, bis die Arme nach oben ausgestreckt sind. Dann drehen Sie die Arme weiter und atmen aus. Dreimal kreisen. Dann die Arme an der rechten Hüfte vorbei kreisförmig nach rechts oben drehen, ebenfalls dreimal kreisen.

Gedanken: Der Körper dreht sich langsam wie ein großes Rad.

Wirkung: Die Übung kann die Kraft der Hüfte und Beine sowie den Blutkreislauf stärken. Sie hat Heilwirkungen bei Hexenschuß, Beinschmerzen, Schultergelenkentzündung und Fettleibigkeit.

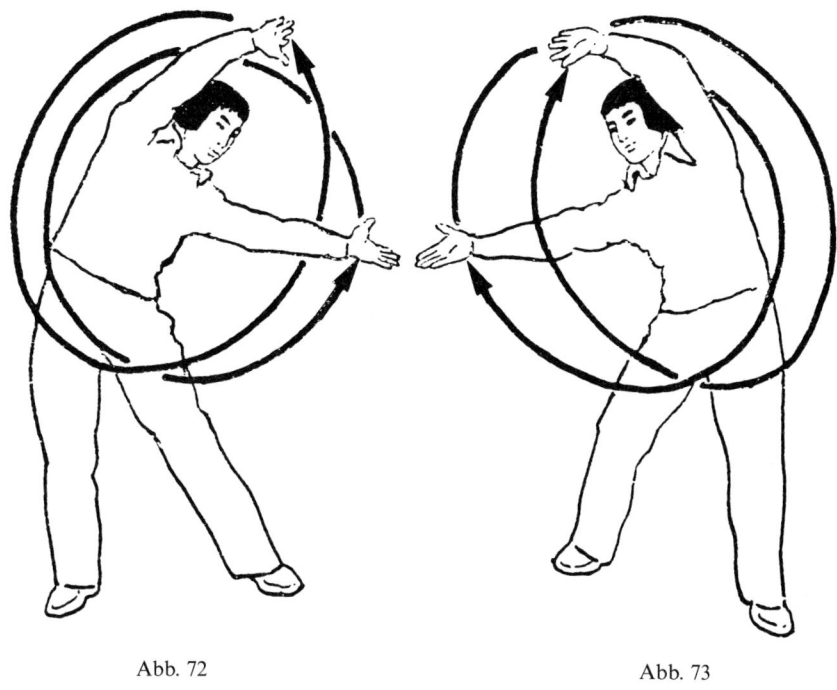

Abb. 72   Abb. 73

17. Übung: Einen Ball aufspringen lassen (Abb. 74)

(1) Man zieht das linke Bein an, und gleichzeitig hebt man den rechten Arm bis zur rechten Schulter. Dann bewegt man sich so, als ob man einen Ball aufspringen lassen würde. Das linke Bein tritt dabei auf die Erde. Einatmen.

(2) Dann zieht man das rechte Bein an, und gleichzeitig hebt man den linken Arm bis zur linken Schulter. Dann wiederholt man die Bewegung wie unter (1) beschrieben, während jetzt das rechte Bein auf die Erde tritt. Ausatmen.

Bewegungen (1) und (2) sechsmal wiederholen.

Beachten Sie: Man macht diese Bewegungen leicht und beschwingt.

Gedanken: Man fühlt sich erleichtert und glücklich.

Wirkung: Kann Müdigkeit vertreiben, hat Heilwirkungen bei Nervenschwäche, Schlaflosigkeit und Unbeweglichkeit von Armen und Beinen.

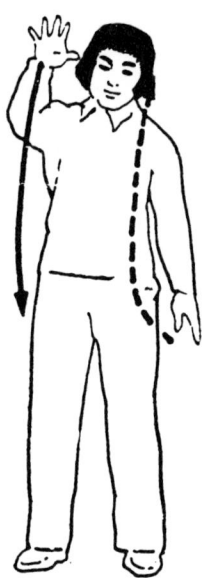

Abb. 74

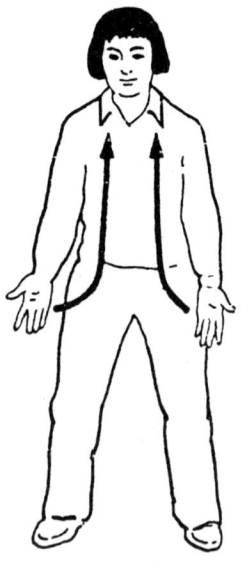

Abb. 75

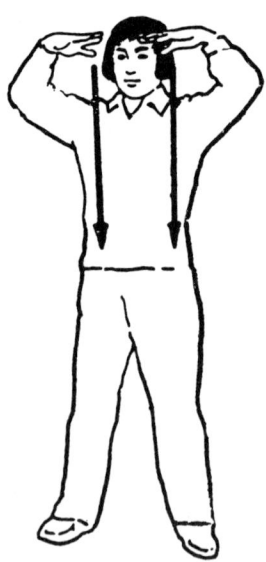

Abb. 76

86

18. Übung: Innere Qi-Energie beruhigen (Abb. 75 und 76)

Man steht locker. Die Arme hängen lassen, die Handflächen weisen nach außen. Die Knie ein wenig beugen. Dann heben sich die Arme langsam bis vor die Augen, und die Knie strecken sich dabei langsam durch. Währenddessen atmet man ein. Dann drehen sich die Handflächen nach unten um, und man preßt die Arme nach unten bis in Hüfthöhe. Die Knie beugen sich gleichzeitig ein wenig. Ausatmen.
Die Übung sechsmal wiederholen.

Gedanken: Man fühlt sich sehr ruhig.

Wirkung: Kann die Nerven beruhigen, hat gute Heilwirkungen bei Bluthochdruck, Herzbeschwerden, Magen- und Darmkrankheiten.

3.4 Shi Duan Jin auf dem Bett

3.4.1 Kurzinformation

Shi Duan Jin auf dem Bett ist von dem Buddhist Cheng Jie überliefert. Kennzeichen der Übung ist, daß das stille und das bewegte Qigong in einer Übung organisch kombiniert werden. Diese Übung wird liegend bzw. im Schneidersitz konzentriert durchgeführt. Mit Hilfe des tiefen Bauchatmens und der speziellen sechs Laute, die mit den inneren Organen in engem Zusammenhang stehen, wird die Energie im Körper zum Fließen gebracht und die Lebenskraft gestärkt. Sie hat gute Vorbeugungswirkung gegen bestimmte Krankheiten erzielt und auch gute Resultate bei der Verlangsamung des Alterungsprozesses. Diese Übung ist besonders für diejenigen geeignet, die schon länger Qigong geübt haben. Das Qi und die innere Energie sind in Ihrem Körper ausreichend vorhanden, dadurch kann man besseren Erfolg erzielen.

3.4.2 Trainingsmethode

1. Übung: Trübes im Körper durch Ausatmen ableiten (Abb. 77)

Sie liegen auf dem Rücken und lassen den Körper ganz locker. Die Augen sind geschlossen, und Sie halten die Hände in etwa 20 cm Abstand über dem Bauch, so als hielten Sie einen Ball. Die Zungenspitze soll den Gaumen leicht berühren. Sie atmen langsam und lange aus und etwas kürzer wieder ein. Das Atmen muß fließend und gleichmäßig geschehen.

Ausatmen: Sie atmen alle Luft aus, der Bauch fällt langsam in sich zusammen. Die Hände legen Sie leicht auf den Bauch. Während des Ausatmens heben Sie den Kopf und neigen ihn nach vorne, so weit es geht.

Einatmen: Sie atmen ein – der Bauch wird dick. Die Hände heben Sie wieder langsam und legen dabei den Kopf wieder ab.

Diese Übung wiederholen Sie sechsmal.

Sie bleiben liegen und atmen wie oben beschrieben, dabei konzentrieren Sie sich nacheinander auf die untenstehenden Organe und geben folgenden Laut von sich:

1. Sie konzentrieren sich auf die **Leber** und sprechen **SCHÜ**.
2. Sie konzentrieren sich auf das **Herz** und sprechen **CH** (ein langsames CH).
3. Sie konzentrieren sich auf die **Milz** und sprechen **HU**.
4. Sie konzentrieren sich auf die **Lunge** und sprechen **SZ**.
5. Sie konzentrieren sich auf die **Nieren** und sprechen **TZÜ**.
6. Sie konzentrieren sich auf **den ganzen Körper** und sprechen **SCHI** (wie schick).

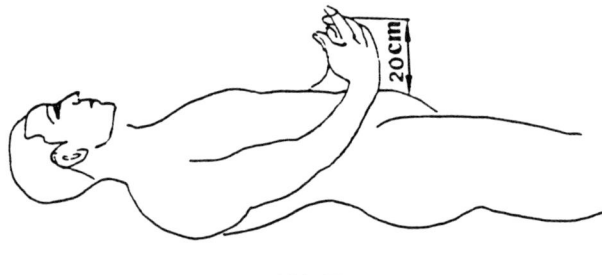

Abb. 77

2. Übung: Klare, frische Luft in sich aufnehmen (Abb. 78)

Sie legen die Hände neben Ihren Körper, die Handflächen zeigen nach unten. Diesmal atmen Sie lange ein und kürzer aus.

Einatmen: Der Bauch wird dick, gleichzeitig heben Sie Ihren Lenden-
wirbelbereich etwas an, so daß sich der Rücken wölbt wie eine Brücke.
Die Schultern und Waden bleiben liegen.

Ausatmen: Der Bauch wird flach, und Sie liegen wieder fest auf dem
Rücken. Beim Ausatmen entspannen Sie sich.

Diese Übung wiederholen Sie sechsmal.

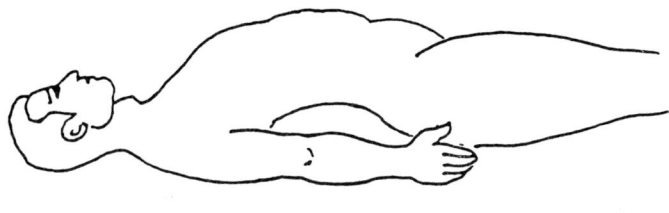

Abb. 78

3. Übung: Die Energie im Leib zum Fließen bringen (Abb. 79)

Sie liegen auf dem Rücken, die Arme neben dem Körper.
Einatmen: Sie konzentrieren sich auf das Sonnengeflecht (hinter dem
Bauchnabel).
Ausatmen: Sie lassen die Energie fließen vom Sonnengeflecht über die
Wirbelsäule zum Kopf und dreimal im Uhrzeigersinn um den **Baihun**-
Punkt (Yangpunkt) herum.
Einatmen: Vom **Baihun**-Punkt aus fließt die Energie geradlinig unter
dem Brustbein wieder zum Sonnengeflecht.
Sie wiederholen die Übung sechsmal.

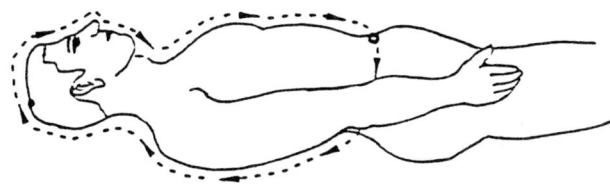

Abb. 79

4. Übung: Energie im ganzen Körper zum Fließen bringen (Abb. 80)

Sie liegen entspannt auf dem Rücken, die Arme neben dem Körper.

Einatmen: Beim Einatmen wölbt sich der Bauch, und die Finger und Zehen formen sich langsam zu einer Kralle. Von den Finger- und Zehenspitzen fließt die Energie durch die Glieder über die Wirbelsäule ins Sonnengeflecht.

Ausatmen: Der Bauch wird flach, die Finger- und Zehenspitzen entspannen sich. Die Energie fließt zurück über die Wirbelsäule und Schultern in die Fingerspitzen und über die Beine in die Zehenspitzen.

Diese Übung wiederholen Sie zehnmal.

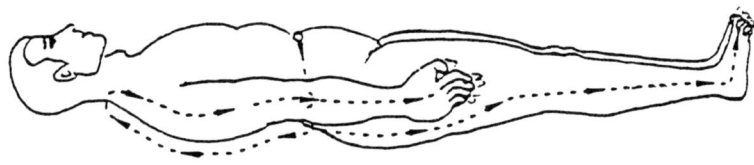

Abb. 80

5. Übung: Die Funktion von Lunge und Herz stärken (Abb. 81 und 82)

Sie setzen sich in den Schneidersitz und schließen die Augen. Sie sitzen aufrecht und halten die Wirbelsäule und den Kopf gerade. Die Handflächen halten Sie gegeneinander, die Fingerspitzen zeigen noch oben.

Einatmen: Der Bauch wird dick. Den Kopf drehen Sie so weit wie möglich nach rechts und schieben dabei die Arme mit den geschlossenen Händen nach links. Hier halten Sie den Atem kurz an.

Ausatmen: Der Bauch wird flach, Arme und Hände bewegen Sie wieder zur Mitte. Den Kopf drehen Sie zurück und beugen ihn über die Hände, so daß die Nase fast die Fingerspitzen berührt. Den Rücken halten Sie gerade. Hier halten Sie den Atem kurz an. Dann wieder einatmen und die Übung gegengleich ausführen.

Die Übung wiederholen Sie sechmal.

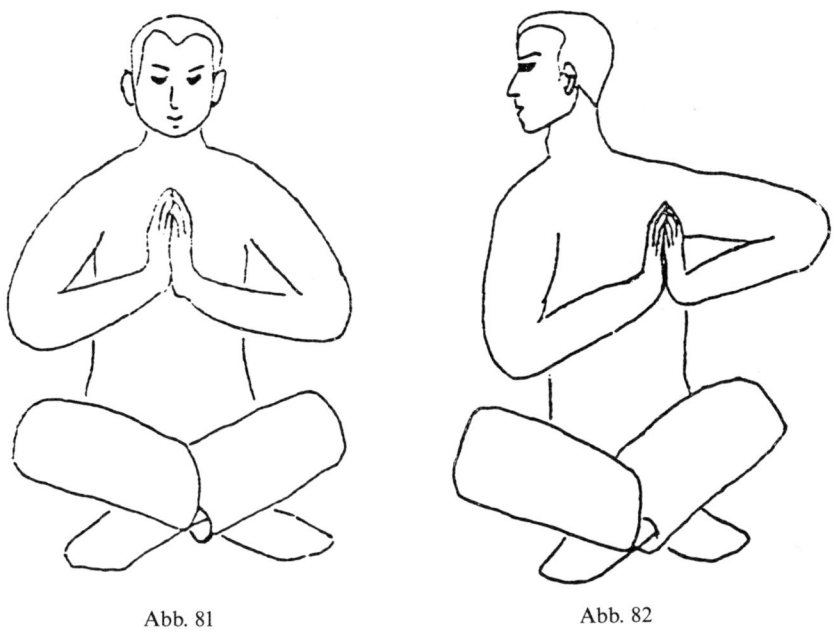

Abb. 81   Abb. 82

6. Übung: Die Funktion von Leber, Galle und Magen verbessern (Abb. 83 und 84)

Sie sitzen im Schneidersitz und halten Rücken und Kopf gerade. Schließen Sie die Augen und halten Sie die Hände schützend vor den Bauch.

Ausatmen: Beim Ausatmen legen Sie die Hände auf den Bauch, krümmen den Rücken und senken den Kopf so weit wie möglich nach vorne. Hier halten Sie den Atem kurz an und verweilen in dieser Position. Dann atmen Sie ein.

Einatmen: Richten Sie den Oberkörper langsam wieder auf und drehen Sie den Kopf nach rechts. Die Arme schieben Sie parallel zueinander nach links unten. Arme und Kopf bilden in etwa eine diagonale Linie. Währenddessen atmen Sie ein, der Bauch wird dick.

Wieder ausatmen wie oben beschrieben und beim Einatmen diesmal den Kopf nach links drehen, die Arme nach rechts.

Die Übung abwechselnd sechsmal wiederholen.

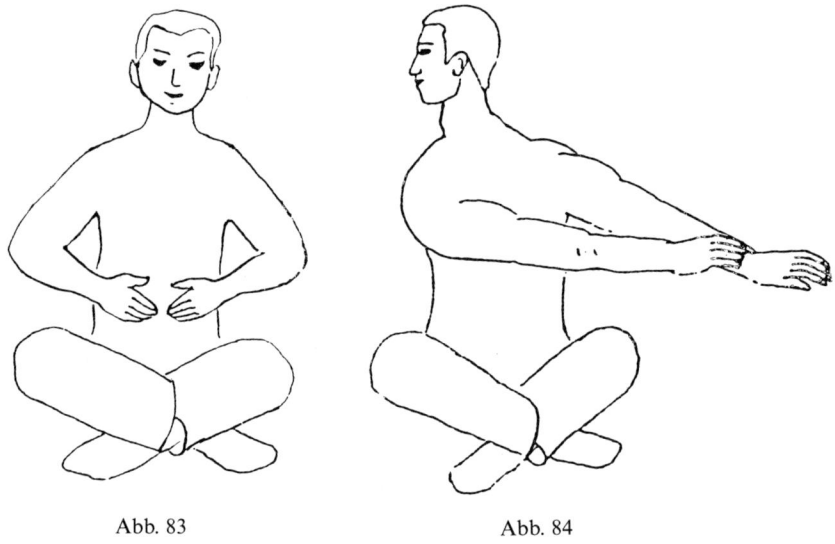

Abb. 83   Abb. 84

7. Übung: Die Sehnen stärken (Abb. 85 und 86)

Sie bleiben im Schneidersitz. Ballen Sie beide Hände zu Fäusten und halten Sie diese mit angewinkelten Armen nach oben in Höhe der Ohren.

Ausatmen: Öffnen Sie langsam die Hände, ziehen Sie sie leicht nach unten und strecken den Oberkörper nach vorn so weit es geht. Währenddessen drehen Sie die Handflächen nach außen.

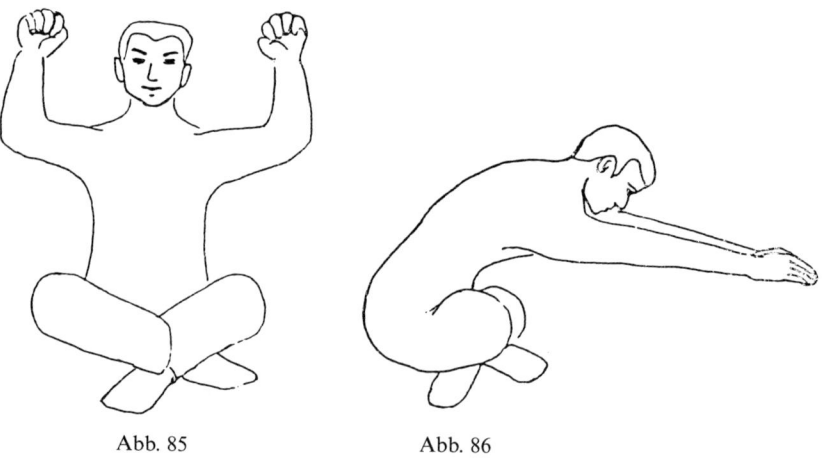

Abb. 85   Abb. 86

92

Einatmen: Ziehen Sie die Arme wieder zurück, ballen Sie die Hände zu Fäusten und setzen Sie sich wieder in die Ausgangsstellung. Dabei drehen Sie die Schultern schnell zweimal nach vorn und zweimal nach hinten. Hier halten Sie den Atem wieder kurz an und atmen dann wieder aus wie oben beschrieben.

Diese Übung wiederholen Sie sechsmal.

8. Übung: Wirbelsäule und Nieren stärken (Abb. 87 und 88)

Sie bleiben sitzen, jedoch mit ausgestreckten, parallel zueinander liegenden Beinen. Die Knie sind gestreckt, und die Hände liegen auf dem Bauch. Während der ganzen Übung lassen Sie die Augen offen.

Ausatmen: Berühren Sie langsam bei ausgestreckten Beinen die Zehenspitzen.

Einatmen: Während Sie sich wieder aufrichten und die Arme zurückziehen, falten Sie die Hände und drehen Sie die Handflächen langsam nach oben über den Kopf. Den Kopf legen Sie in den Nacken und schauen die Handrücken an. Verweilen Sie für einen Moment so, ohne zu atmen, und beginnen dann wieder von vorn.

Wiederholen Sie diese Übung sechsmal.

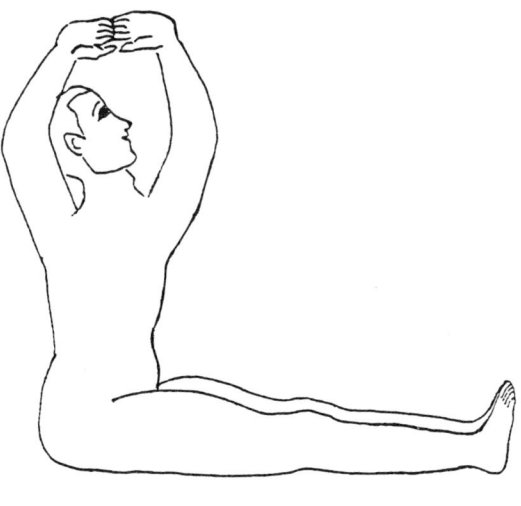

Abb. 87

93

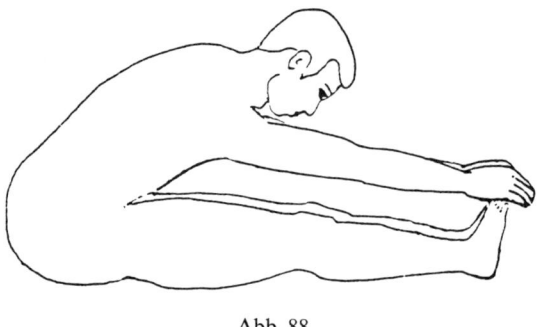

Abb. 88

9. Übung: Energie speichern (Abb. 89 und 90)

Sie setzen sich wieder in den Schneidersitz und konzentrieren sich während der gesamten Übung nur auf das Sonnengeflecht. Die Hände legen Sie dabei auf den Bauch oder die Knie.

Einatmen: Neigen Sie den Oberkörper leicht nach links vorn und ziehen ihn kreisförmig wieder zurück. Gleichzeitig atmen Sie langsam ein.

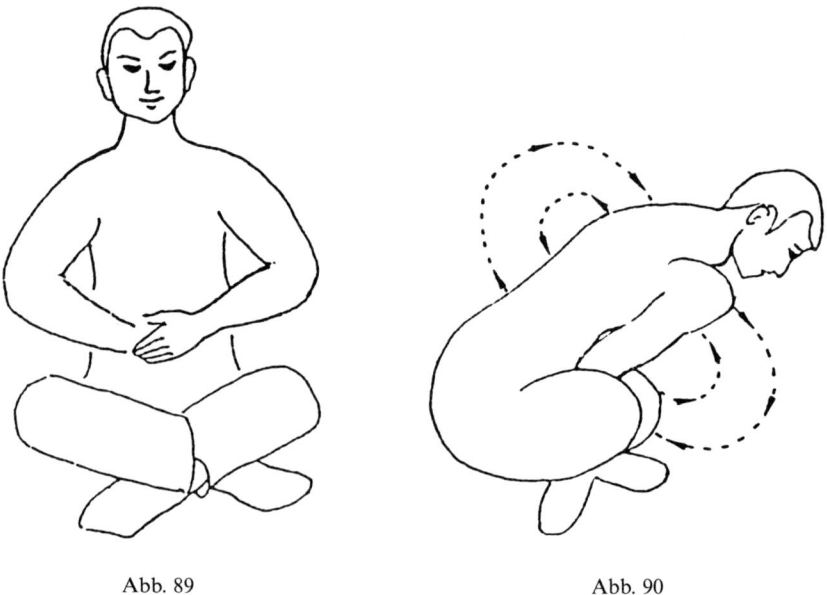

Abb. 89   Abb. 90

Ausatmen: Sie sitzen wieder in der Ausgangsstellung und halten Rücken und Kopf gerade. Wieder langsam einatmen und kreisen, aber diesmal abwechselnd von links nach rechts und von rechts nach links. Je langsamer Sie die Kreise ziehen, um so besser. Zwischen Ein- und Ausatmen machen Sie wieder jeweils eine kurze Atempause.

Sechsmal wiederholen Sie diese Übung.

10. Übung: Meditation

Sie bleiben im Schneidersitz und legen die Hände übereinander auf den Bauch. Konzentrieren Sie sich auf das Sonnengeflecht und lassen Sie die Energie im Uhrzeigersinn langsam um das Sonnengeflecht kreisen. Beim Einatmen sollte die Energie in der oberen Kreishälfte sein, beim Ausatmen in der unteren. Diese Übung sollen Sie ca. 5–10 Minuten lang durchführen.

4. Chinesische Akupressur

Die chinesische Akupressur ist eine der Heilmethoden der chinesischen Medizin. Durch regelmäßiges Reiben nach einer bestimmten Technik auf entsprechenden Punkten und Meridianen wird der Blutkreislauf verbessert und die Muskulatur entspannt.

Hier werden ausgewählte Akupressurmethoden vorgestellt, die von jedem einfach selbst durchgeführt werden können. Diese Akupressurmethoden eignen sich zur Behandlung einiger sehr häufig auftretender Krankheiten bzw. Leiden, beispielsweise Erkältung, Kopfschmerzen, Schlaflosigkeit, Magenschmerzen, Bauchschmerzen, Durchfall, Verstopfung, Bluthochdruck und Hypofunktion. Es gibt noch viele weitere Akupressurmethoden, die aber von ausgebildeten Ärzten durchgeführt werden müssen und hier nicht vorgestellt werden.

Als ein Bestandteil der selbstverantwortlichen Gesundheitspflege wird noch eine Ernährungstherapie vorgestellt. Ernährungstherapie bedeutet in der chinesischen Medizin den angemessenen Verzehr von Speisen und Getränken. Die richtige Kombination von Nahrungsmitteln ist sehr wichtig für ein gesundes Leben. Eine falsche Ernährung verursacht viele Krankheiten. Auch bei den folgenden Behandlungen durch Akupressur wird bei falscher Ernährung die Heilwirkung nachlassen und manchmal sogar negativ beeinflußt.

4.1 Erkältung

Die Erkältung ist eine häufig auftretende Krankheit, dabei ist die Grippe von der Erkältung zu unterscheiden. Wir sprechen hier nur über die normale Erkältung. Nach der chinesischen Medizintheorie wird sie in zwei Typen unterteilt:

4.1.1 Kälte-Typ

Symptome:
Kopfschmerzen, kein Schwitzen, sich kalt fühlen, Gliederschmerzen, Nasenverstopfung oder Schnupfen mit dünner Flüssigkeit, eine weiße belegte Zunge, juckender Kehlkopf, Husten und dünnflüssiger Auswurf.

Erklärung der Ursache:

Durch den Mangel an gutartigem Qi im Körper dringt der bösartige Wind-Kälte Einfluß über den Mund, die Nase und die Hautporen in den Körper ein. Dadurch gerät die Aktivität der Lunge in Disharmonie, da sie in einem engen Zusammenhang mit dem Mund, der Nase und den Hautporen steht.

Prinzip der Behandlung:

Entfernung der in den Körper eingedrungenen Wind-Kälte.

Punkte und deren Bestimmung:

Lieque (LU7) − Verschränken Sie Ihre Daumen, die Zeigefingerspitze drückt dann genau auf den Punkt (den oberen Teil des Radius), siehe Abb. 91.

Hegu (LI4) − Drücken Sie Ihren Daumen an Ihren Zeigefinger. Am Ende der Hautfalte zwischen Daumen und Zeigefinger liegt dann der Punkt (siehe Abb. 92).

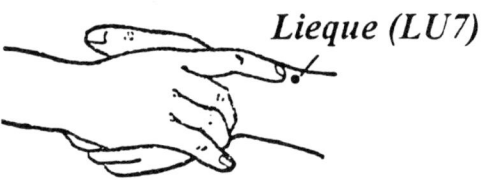

Abb. 91: Lage des Punktes Lieque (LU7)

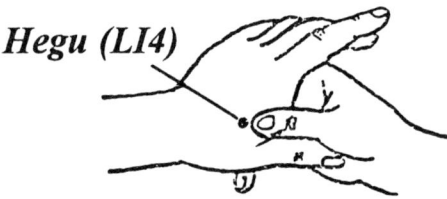

Abb. 92: Lage des Punktes Hegu (LI4)

Fengchi (GB20) − Auf einem Drittel der Verbindungslinie zwischen dem Ohrläppchen und dem Haaransatz des Hinterkopfs (siehe Abb. 93).

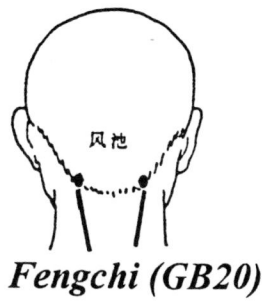

Fengchi (GB20)

Abb. 93: Lage des Punktes Fengchi (GB20)

Taiyang (EX4) – die Schläfen (siehe Abb. 94).

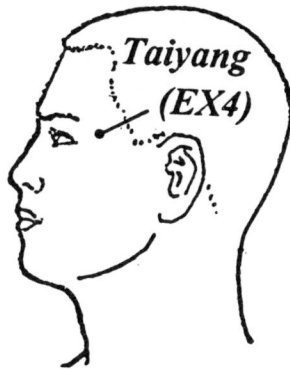

Abb. 94: Lage des Punktes Taiyang (EX4)

Wenn man Husten hat, reibt man noch den Punkt **Tiantu (CV22)**.
Tiantu (CV22) – konkaver Punkt zwischen den Schlüsselbeinknochen (siehe Abb. 95).

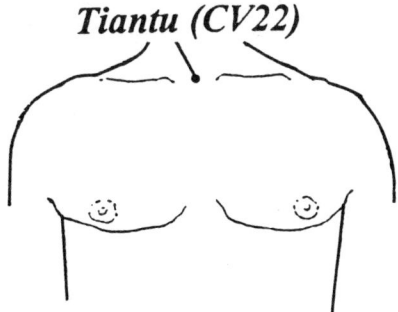

Abb. 95: Lage des Punktes Tiantu (CV22)

Hat man Schnupfen oder Nasenverstopfung, kann man noch eine Nasenmassage machen.

Technik:

Den Körper locker lassen, sich konzentrieren, mit den Daumen die Punkte mit mäßiger Kraft im Uhrzeigersinn reiben. Zum Schluß mit den beiden Handflächen zuerst von der Stirn zum Hinterkopf und dann hinter den Ohren zurück zum Unterkiefer nach vorne reiben (Stirnreibung, siehe Abb. 123).

Ernährungstherapie:

Man sollte viel Gemüse (alle Sorten) und wenig Fleisch essen. Man kann 6–9 Gramm vom weißen unteren Teil des Lauchs und 6–9 Gramm Ingwer mit Wasser kurz aufkochen und dann das gekochte Wasser wie Tee trinken (einmal pro Tag, 3–4 Tage lang). Man kann auch viel schwarzen Tee trinken.

Bei Husten sollte man Rettich essen und wenig Alkohol, Gewürze und Fisch zu sich nehmen.

Nasenmassage:

Sie reiben mit dem Daumen auf beiden Seiten des Nasenrückens auf und ab. Dabei atmen Sie mehrmals ein. Dann atmen Sie einmal kräftig aus. Wiederholen Sie die Massage sechsmal.

4.1.2 Wärme-Typ

Symptome:

Druckschmerzen am Kopf und/oder Kopfschmerzen, Kehlkopfschmerzen, leichtes Fieber, dicker Auswurf, leichtes Schwitzen, trockener Mund, eine gelb belegte Zunge.

Erklärung der Ursache:

Bei mangelndem gutartigem Qi im Körper dringt der bösartige Wind-Wärme-Einfluß während des Klimawechsels über den Mund, die Nase und die Hautporen in den Körper ein. Dadurch wirkt sich der bösartige Wärme-Einfluß auf die Lungen aus.

Prinzip der Behandlung:

Entfernung der in den Körper eingedrungenen Wind-Wärme.

Punkte und deren Bestimmung:

Dazhui (GV14) – der konkave Punkt unter dem 7. Halswirbel (siehe Abb. 96).

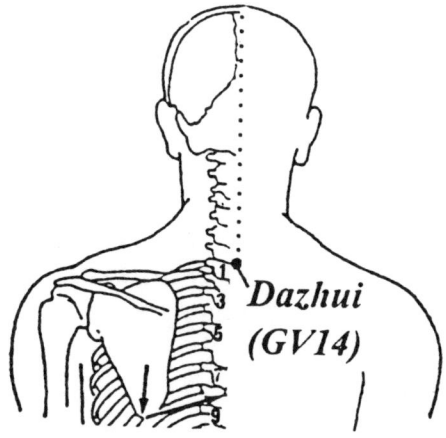

Abb. 96: Lage des Punktes Dazhui (GV14)

Quchi (LI11) – Wenn man den Arm beugt, sieht man eine Linie in der Ellenbeuge. Der Punkt liegt am Ende der Linie.

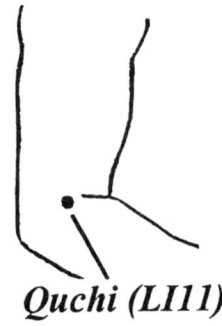

Abb. 97: Lage des Punktes Quchi (LI11)

Hegu (LI4) – Drücken Sie Ihren Daumen an Ihren Zeigefinger. Am Ende der Hautfalte zwischen Daumen und Zeigefinger liegt dann der Punkt (s. Abb. 92).

Waiguan (TE5) – drei Fingerbreit oberhalb der Linie des Handgelenkes (Außenseite) und zwischen den beiden Knochen (Abb. 98).

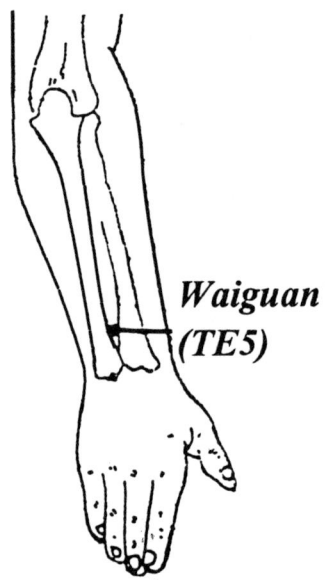

Waiguan
(TE5)

Abb. 98: Lage des Punktes Waiguan (TE5)

Taiyang (EX4) – siehe Abb. 94.
Wenn man Kopfschmerzen hat, reibt man noch die Stirn (Stirnreibung, siehe Abschnitt 4.1.1). Bei Auswurf reibt man noch den Punkt **Fengrong (ST40)**.

Fengrong (ST40) – Wenn man die Kniekehle (Außenseite) und den Knöchel in einer Linie verbindet, liegt der Punkt genau in der Mitte der Linie (siehe Abb. 99).

Wenn man Fieber hat, reibt man mit dem Daumenballen mit starkem Druck von oben nach unten.

Technik:

Den Körper locker lassen, sich konzentrieren, mit den Daumen die Punkte mit mäßiger Kraft drücken oder kräftig reiben. Zum Schluß mit den beiden Handflächen die Innenseite der beiden Arme von oben nach unten reiben; jede Seite sechsmal.

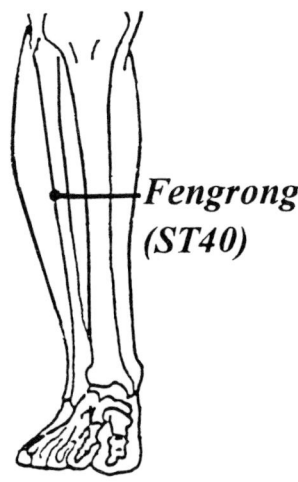

Fengrong
(ST40)

Abb. 99: Lage des Punktes Fengrong (ST40)

Ernährungstherapie:

Man sollte Lebensmittel mit kalt- und neutral-Attribut essen und wenig Fleisch zu sich nehmen. Man kann 9 Gramm Chrysanthemen mit Wasser kurz aufkochen, wie Tee trinken. Jede Portion (9g) Chrysanthemen kann man zweimal kochen. Man trinkt den Tee zweimal pro Tag so lange, bis die Erkältung vorbei ist.

4.2 Kopfschmerzen

Kopfschmerzen sind eine sehr verbreitete Krankheit. Wenn man Bluthochdruck, Nervenstörung, Grippe, Probleme mit den Augen, den Ohren sowie der Nase hat, bekommt man Kopfschmerzen. Wir berücksichtigen hier nicht die Kopfschmerzen, die durch eine Entzündung im Körper oder durch einen Tumor im Kopf verursacht werden. Wir sprechen hier nur über allgemeine Kopfschmerzen.

4.2.1 Verursacht durch Zugluft

Symptome:
Ziehende Kopfschmerzen, Druckschmerzen. Sehr oft schmerzt nur die Stirn, manchmal aber auch der ganze Kopf.

103

Erklärung der Ursache:
Der bösartige Wind-Einfluß dringt in die Meridiane des Kopfes ein. Dies beeinträchtigt den normalen Kreislauf von Qi und Blut. Dadurch werden die Schmerzen hervorgerufen.

Prinzip der Behandlung:
Entfernung des bösartigen Wind-Einflusses und Regulierung des Qi- und Blutkreislaufes.

Punkte und deren Bestimmung:

– Für die Stirnschmerzen
Shangxing (GV23) – auf der Mittellinie einen Fingerbreit hinter dem Haaransatz der Stirn (siehe Abb. 100).

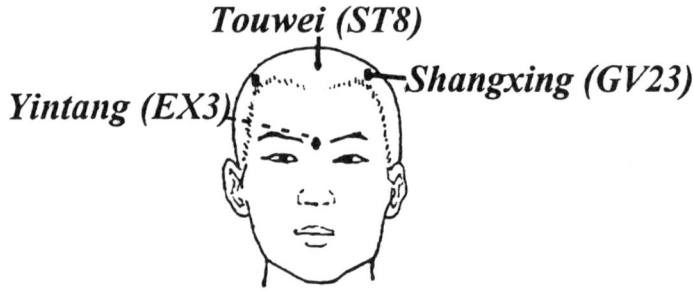

Abb. 100: Lage der Punkte Shangxing (GV23), Touwei (ST8) und Yintang (EX3)

Touwei (ST8) – eine halbe Fingerbreite hinter dem Haaransatz der seitlichen Stirnpartien (Punkt jeweils auf beiden Seiten, siehe Abb. 100).
Yintang (EX3) – Mittelpunkt der Verbindungslinie der beiden Augenbrauen (siehe Abb. 100).
Hegu (LI4) – siehe Abb. 100.

– Für die Schmerzen im ganzen Kopf
Baihui (GV20) – auf dem Schnittpunkt der Mittellinie des Kopfes mit der Verbindungslinie beider Ohren (siehe Abb. 101).

Taiyang (EX4) – die Schläfen (Abb. 94);
Fengchi (GB20) – Abb. 93;
Yintang (EX3) – Abb. 100;
Hegu (LI4) – Abb. 92.

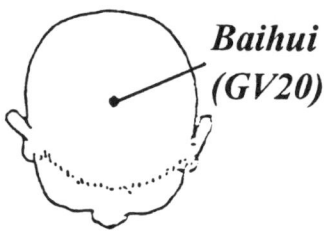

Baihui (GV20)

Abb. 101: Lage des Punktes Baihui (GV20)

Technik:

Den Körper locker lassen, sich konzentrieren, mit allen Fingern auf den Punkten mit mäßiger Kraft kreisförmig reiben. Zum Schluß mit den beiden Handflächen von der Stirn zu den Ohren reiben.

Ernährungstherapie:

Man sollte mehr Lebensmittel mit warmem Attribut essen. Man kann 6 Gramm vom weißen unteren Teil des Lauchs, 5 Gramm Ingwer und etwas schwarzen Tee mit Wasser kurz aufkochen und dann 2 Eßlöffel braunen Zucker hinein geben; das gekochte Wasser wie Tee trinken. Einmal pro Tag.

4.2.2 Verursacht von starkem Ärger

Symptome:

Die Schmerzen kommen oft an beiden Seiten des Kopfes und dem Scheitel vor. Man hat oft Druckschmerzen und Schmerzen in der Brust, ein rotes Gesicht und einen bitteren Geschmack im Mund.

Erklärung der Ursache:

Die schlechten Emotionen beeinflussen die normale Bewegung des Leber-Qi. Dies verursacht den Aufstieg des Leber-Feuers entlang der Leber- und Gallen-Meridiane.

Prinzip der Behandlung:

Entfernung des Leber-Feuers und Ausgleich des Leber-Yang.

Punkte und deren Bestimmung:

Fenchi (GB20) − Abb. 93;
Baihui (GV20) − Abb. 101;

105

Shuaigu (GB8) – zwei Fingerbreit über der Ohrspitze und zwei Fingerbreit hinter dem Haaransatz (Abb. 102);

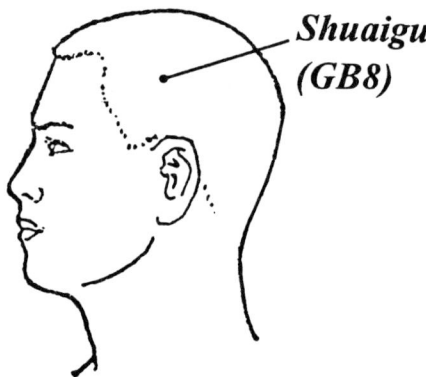

Abb. 102: Lage des Punktes Shuaigu (GB8)

Xiaxi (GB43) – der Punkt am Treffpunkt der 4. und 5. Zehe (Abb. 103). **Xingjian (LIV2)** – der Punkt an dem Treffpunkt der 1. und 2. Zehe (Abb. 103)

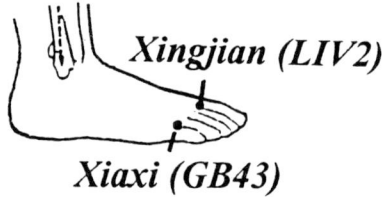

Abb. 103: Lage der Punkte Xiaxi (GB43) und Xiangjian (LIV2)

Technik:

Den Körper locker lassen, sich konzentrieren, mit den Daumen bzw. Fingern auf den Punkten mit mäßiger Kraft kreisförmig reiben. Sie sollten auf jedem Punkt zweiunddreißigmal kreisen. Zum Schluß mit den Handflächen von der Stirn zunächst nach beiden Seiten hinter den Ohren den Hals entlang und dann nach vorne reiben. Dieses sechsmal wiederholen.

Ernährungstherapie:

Sie sollten öfter Bleichsellerie, Gurken, Rettich und Lebensmittel mit dem kalt- oder neutral-Attribut zu sich nehmen. Sie können Chrysanthemen-Tee oder grünen Tee trinken. Sie sollten so wenig wie möglich schwarzen Tee, Kaffee und Alkohol trinken, wenig Rindfleisch, Lammfleisch, Backwaren und scharfe Speisen essen.

4.2.3 Verursacht durch Mangel an vitaler Energie und schlechter Blutbeschaffenheit

Symptome:
Oft Schwindelgefühl, Schwäche, ein blasses Gesicht und verschwommene Sicht. Die Schmerzen treten oft nach geistiger Anstrengung auf. Bei Frauen können sie während, vor oder nach der Zeit der Regelblutung vorkommen.

Erklärung der Ursache:
Wegen physischer Schwäche oder anstrengender geistiger oder körperlicher Arbeit mangeln Blut und Qi im Körper. Dies verschlechtert den Transport der Nahrung für die Gehirnsubstanz.

Prinzip der Behandlung:
Stärkung des Blutes und Qi.

Punkte und deren Bestimmung:
Baihui (GV20) − Abb. 101.
Qihai (CV6) − Punkt zwei Fingerbreit unter dem Bauchnabel (Abb. 104).
Guanyuan (CV4) − Punkt vier Fingerbreit unter dem Bauchnabel (Abb. 104).

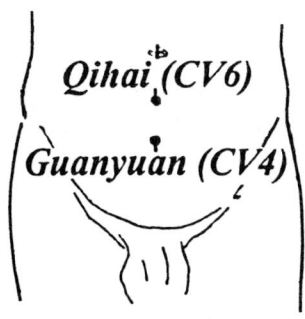

Abb. 104: Lage der Punkte Qihai (CV6) und Guanyuan (CV4)

107

Pishu (BL20) — zwei Fingerbreit neben der Wirbelsäule und zwischen dem 11. und 12. Wirbel (je ein Punkt auf jeder Seite)

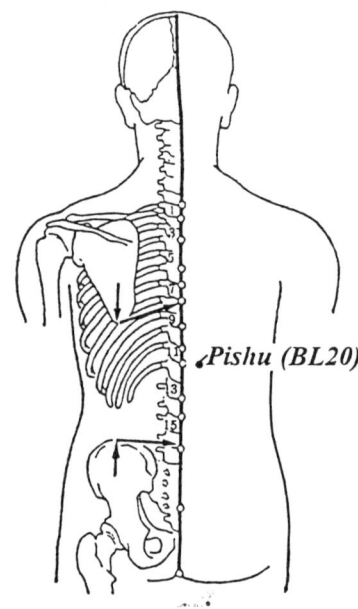

Abb. 105: Lage des Punktes Pishu (BL20

Zusanli (ST36) — vier Fingerbreit unter dem konkaven Punkt der Kniekehle an der Außenseite (siehe Abb. 106).

Yongquan (KI1) — konkaver Punkt der Fußsohle (siehe Abb. 107).

Technik:
Den Körper lockerlassen, sich konzentrieren, mit den Daumen bzw. Fingern auf den Punkten mit mäßiger Kraft kreisen. Zum Schluß mit der rechten Handfläche den Punkt **Baihui (G20)** sanft reiben.

Ernährungstherapie:
Sie sollten sich abwechslungsreich ernähren. Sie können regelmäßig Ginseng einnehmen (Lassen Sie sich zuerst von einem mit chinesischer Medizin vertrautem Arzt beraten). Sie können Walnüsse mit schwarzem Sesam mischen und zerkleinern und dann mit etwas Honig zusammen essen. Von dieser Mischung können Sie täglich zwei Eßlöffel nehmen.

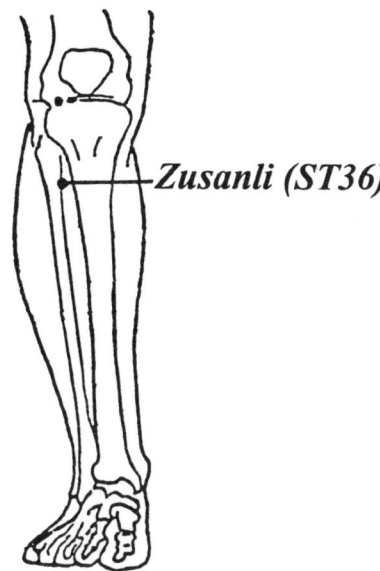

Abb. 106: Lage des Punktes Zusanli (ST36)

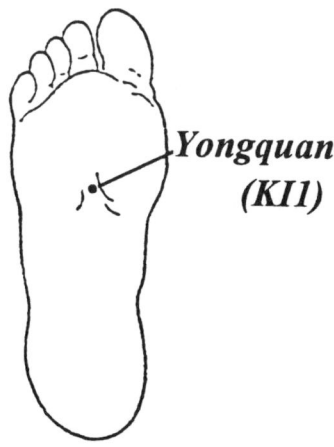

Abb. 107: Lage des Punktes Yongquan (KI1)

4.2.4 Verursacht von einer alten Verletzung des Kopfes

Symptome:

Obwohl die Verletzung ausgeheilt ist, hat man dennoch oft Kopfschmerzen. Die Schmerzen treten an einem festen Punkt oder in einem bestimmten Bereich auf. Sie sind nadelartig stechend und treten oft ununterbrochen auf.

Erklärung der Ursache:

Wegen der schlechten Durchblutung an der Verletzungsstelle sind Blut und Qi verdickt. Dies verursacht die Schmerzen.

Prinzip der Behandlung:

Regulierung der Extravasation.

Punkte und deren Bestimmung:

Shangxing (GV23) – Abb. 100;
Touwei (ST8) – Abb. 100;
Taiyang (EX4) – die Schläfen, siehe Abb. 94;
Baihui (GV20) – Abb. 101;
Shuaigu (GB8) – Abb. 102.

Hinweis:

Das Problem sollte zuerst durch Akupunktur und danach durch Akupressur behandelt werden.

Technik:

Den Körper lockerlassen, sich konzentrieren, mit den Daumen bzw. allen Fingern auf den Punkten sanft kreisen. Zum Schluß mit der rechten Handfläche auf der geheilten Wunde leicht reiben.

Ernährungstherapie:

Für den Typ sind einige chinesische Heilpflanzen einschließlich Ginseng geeignet.

4.3 Schlaflosigkeit

Bei bestehender Nervenschwäche leidet man oft auch an Schlaflosigkeit. Je nach Befindlichkeit kann man nur schwer einschlafen oder erwacht nach kurzem Einschlafen wieder und liegt dann wach. Oder man schläft immer nur kurz ein und wacht dann wieder auf. In schweren Fällen kann man sogar die ganze Nacht nicht einschlafen.

Wir teilen die Schlaflosigkeit in fünf Typen auf:

4.3.1 Verursacht durch eine Funktionsschwäche des Herzens und der Milz

Symptome:

Außer an Schlaflosigkeit leidet man an Unruhe und häufigen Schweißausbrüchen. Man ist sehr vergeßlich, und es tritt oft ein Schwindelgefühl auf.

Erklärung der Ursache:

Wegen der geistigen Überlastung geraten die Funktionen des Herzens und der Milz in Disharmonie.

Prinzip der Behandlung:

Stärkung der Funktionen des Herzens und der Milz.

Punkte und deren Bestimmung:

Shenmen (HT7) – konkaver Punkt auf der Innenseite unterhalb des Handgelenkes (siehe Abb. 108)

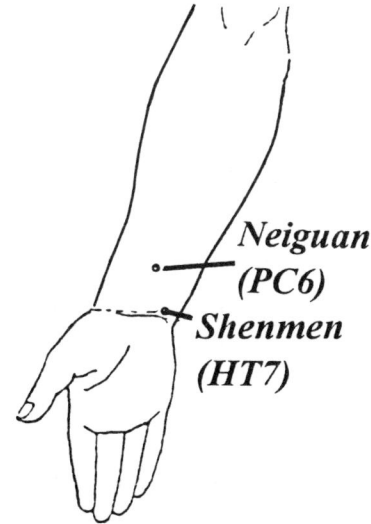

Abb. 108: Lage der Punkte Shenmen (HT7) und Neiguan (PC6)

Sanyinjiao (SP6) – vier Fingerbreit oberhalb des Knöchels an der Innenseite des Beines (siehe Abb. 109);

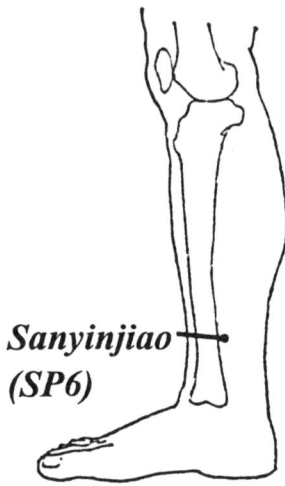

Abb. 109: Lage des Punktes Sanyinjiao (SP6)

Pishu (BL20) – Abb. 105;
Neiguan (PC6) – drei Fingerbreit oberhalb der Hauptlinie des Handgelenkes (Innenseite), zwischen beiden Sehnen (siehe Abb. 108).

Technik:

Den Körper lockerlassen und sich konzentrieren. Mit dem Daumen auf den Punkten abwechselnd mit leichter Kraft und dann nach und nach mit stärkerem Druck kreisförmig reiben. Dies wiederholen Sie bis zu zweiunddreißigmal.

Vor dem Schlafen reiben Sie mit dem Daumen den Punkt **Yongquan (KI1)** (siehe Abb. 107) im Kreis. Wiederholen Sie das ganze zweiunddreißigmal.

Ernährungstherapie:

Sie sollten nur die Lebensmittel mit dem kalt- oder neutral-Attribut essen. Sie können oft Yin-Ginseng einnehmen. Sie dürfen keinen Kaffee oder schwarzen Tee trinken und keine scharfen Speisen essen.

112

4.3.2 Verursacht durch eine Funktionsschwäche des Herzens und der Nieren

Symptome:

Außer an Schlaflosigkeit leidet man noch an Ohrensausen, Hexenschuß und an Schwindelgefühlen. Zugleich hat man eine rote Zungenspitze.

Erklärung der Ursache:

Das Ungleichgewicht des Yin und Yang in den Nieren verhindert das Aufsteigen des Nieren-Yin, welches zum Löschen des sicher vorhandenen Herz-Feuers notwendig ist. Deshalb entwickelt sich das Herz-Feuer übermäßig und verursacht die Schlaflosigkeit.

Prinzip der Behandlung:

Stärkung des Nieren-Yin und Entfernung des Herz-Feuers.

Punkte und deren Bestimmung:
Shenmen (HT7) – Abb. 108;
Sanyinjao (SP6) – Abb. 109;
Shenshu (BL23) – zwei Fingerbreit neben der Wirbelsäule zwischen dem 14. und 15. Wirbel (je ein Punkt auf jeder Seite), siehe Abb. 110.

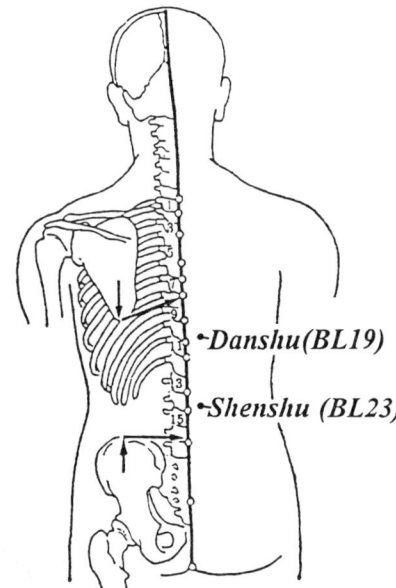

Abb. 110: Lage der Punkte Shenshu (BL23) und Danshu (BL19)

Taixi (K13) − Mittelpunkt zwischen Fuß-Knöchel (Innenseite) und der Mittellinie der Ferse (siehe Abb. 111).

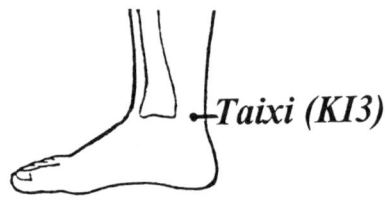

Abb. 111: Lage des Punktes Taixi (KI3)

Technik:
Den Körper lockerlassen und sich konzentrieren. Mit dem Daumen auf den Punkten abwechselnd mit leichter Kraft und dann nach und nach stärker kreisen. Das wiederholen Sie bis zu zweiunddreißigmal.

Vor dem Schlafen reiben Sie mit dem Daumen den Punkt **Yongquan (KI1)** (siehe Abb. 107). Wiederholen Sie es zweiunddreißigmal.

Ernährungstherapie:
Sie sollten nur die Lebensmittel mit dem kalt- oder neutral-Attribut essen und können oft Yin-Ginseng einnehmen. Sie dürfen keinen Kaffee und schwarzen Tee trinken und keine scharfen Speisen essen.

4.3.3 Verursacht durch eine Funktionsschwäche des Herzens und der Gallenblase

Symptome:
Man fühlt sich unruhig und ängstlich, träumt viel und wacht sehr leicht auf.

Erklärung der Ursache:
Der Mut eines Menschen hängt von der Galle ab. Wenn die Gallenblase disharmonisch ist, fühlt man sich unruhig und ängstlich. Die Disharmonie kann auch den normalen Schlaf stören.

Prinzip der Behandlung:
Stärkung der Funktion des Herzens und der Gallenblase.

114

Punkte und deren Bestimmung:
Shenmen (HT7) – Abb. 108;
Sanyinjao (SP6) – Abb. 109;
Danshu (BL19) – zwei Fingerbreit neben der Wirbelsäule zwischen dem 10. und 11. Wirbel (je ein Punkt auf jeder Seite), siehe Abb. 110;
Daling (PC7) – Mittelpunkt der Linie in dem Handgelenk (Innenseite), siehe Abb. 112.

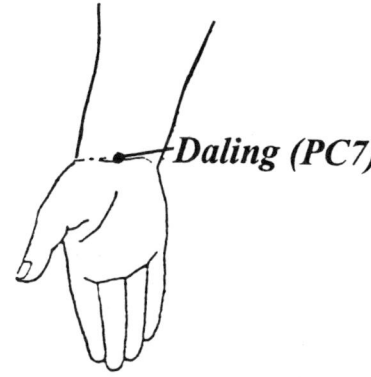

Abb. 112: Lage des Punktes Daling (PC7)

Qiuxu (GB40) – der Winkel an beiden Linien am Fußknöchel (siehe Abb. 113).

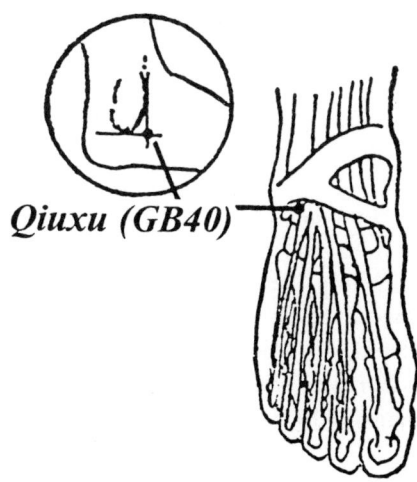

Abb. 113: Lage des Punktes Qiuxu (GB40)

Technik:

Den Körper lockerlassen und sich konzentrieren. Mit dem Daumen auf den Punkten abwechselnd mit leichter Kraft und dann nach und nach mit stärkerem Druck reiben. Zweiunddreißigmal wiederholen.

Vor dem Schlafen reiben Sie mit dem Daumen den Punkt **Yongquan (KI1)** (siehe Abb. 107). Wiederholen Sie das zweiunddreißigmal.

Ernährungstherapie:

Sie sollten die Lebensmittel mit dem kalt- oder neutral-Attribut essen und oft Yin-Ginseng einnehmen. Sie dürfen keinen Kaffee und schwarzen Tee' trinken und keine scharfen Speisen essen.

4.3.4 Verursacht durch innere Hitze im Herzen und der Leber

Symptome:

Man hat oft schlechte Laune, regt sich leicht auf und wird schnell wütend. Gelegentlich hat man auch Kopfschmerzen, Schwindel, und Druckschmerzen an beiden Rippengegenden.

Erklärung der Ursache:

Wegen der schlechten Emotionen wird das Leber-Feuer hervorgerufen, dies stört die normale Funktion des Herzens.

Prinzip der Behandlung:

Beruhigung der schlechten Emotion und Entfernung des Leber-Feuers.

Punkte und deren Bestimmung:
Shenmen (HT7) − Abb. 108;
Shanyinjao (SP6) − Abb. 109;
Jianshi (PC5) + **Zhigou (TE6)** − der Punkt **Jianshi (PC5)** liegt vier Fingerbreit oberhalb der Hauptlinie des Handgelenkes zwischen den beiden Sehnen. Der Punkt **Zhigou (TE6)** ist in der Außenseite des Armes gegenüber dem Punkt **Jianshi (PC5)**, siehe Abb. 114.

Taichong (LIV3) − konkaver Punkt auf dem Treffpunkt der 1. und 2. Phalanx (siehe Abb. 115);

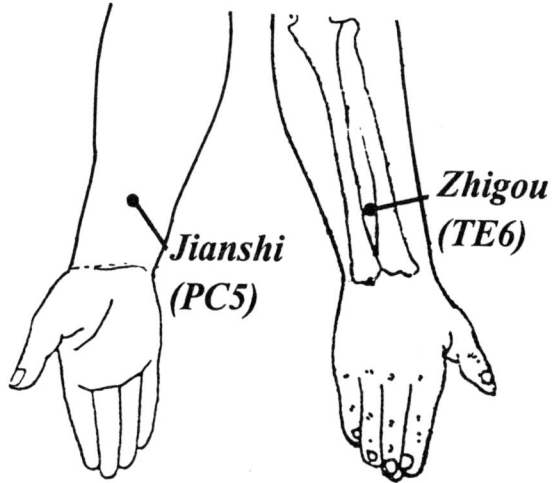

Abb. 114: Lage der Punkte Jianshi (PC5) und Zhigou (TE6)

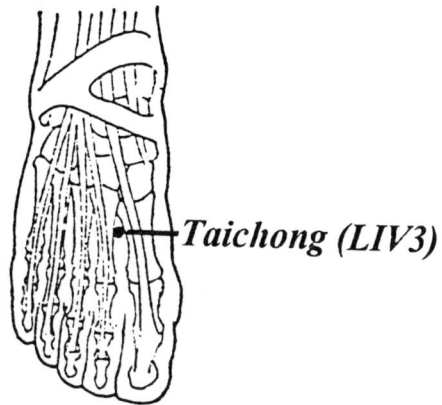

Abb. 115: Lage des Punktes Taichong (LIV3)

Technik:

Den Körper lockerlassen und sich konzentrieren, kräftig mit dem Daumen auf den Punkten kreisen.

Vor dem Einschlafen lassen Sie den ganzen Körper locker und denken etwa 3–5 Minuten an den Punkt **Yongquan (KI1)** (siehe Abb. 107).

117

Ernährungstherapie:
Sie sollten die Lebensmittel mit kalt-Attribut essen, besonders oft Chrysanthemen-Tee, Spargel, Gurken und Bleichsellerie. Sie dürfen keine Zwiebeln, Lauch, Knoblauch, scharfe Speisen, starke Gewürze, Rindfleisch, Lammfleisch und Hirschfleisch essen und keinen Kaffee und schwarzen Tee trinken.

4.3.5 Verursacht durch falsche Ernährung

Symptome:
Außer Schlaflosigkeit hat man oft Völlegefühl und erbricht saures Wasser. Man hat eine belegte Zunge.

Erklärung der Ursache:
Unvernünftiges Essen und Trinken führt zur Disharmonie der Funktion des Magens und der Milz.

Prinzip der Behandlung:
Regulierung der Funktion des Magens und der Milz.

Punkte und deren Bestimmung:
Shenmen (HT7) — Abb. 108;
Shanyinjao (SP6) — Abb. 109;
Neiguan (PC6) — Abb. 108;
Zusanli (ST36) — Abb. 106;
Zhongwan (CV12) — vier Fingerbreit unter dem konkaven Punkt zwischen beiden Rippen (siehe Abb. 116);

Technik:
Den Körper lockerlassen und sich konzentrieren. Mit dem Daumen auf den Punkten kräftig kreisen. Zum Schluß machen Sie eine *Bauchmassage.* Sie legen die Hände leicht auf den Bauch. Während des Ausatmens reiben Sie mit den Händen sanft kreisend von oben nach unten, während des Einatmens wieder zum Ausgangspunkt. Wiederholen Sie die Reibung zwölfmal.

Ernährungstherapie:
Sie sollten nur leichtverdauliches Essen zu sich nehmen und so wenig wie möglich Milchprodukte essen. Sie können Reis im Herd aufbacken, bis er eßbar ist. Dann kochen Sie ihn wie eine Suppe. Trinken Sie die Reissuppe einmal pro Tag.

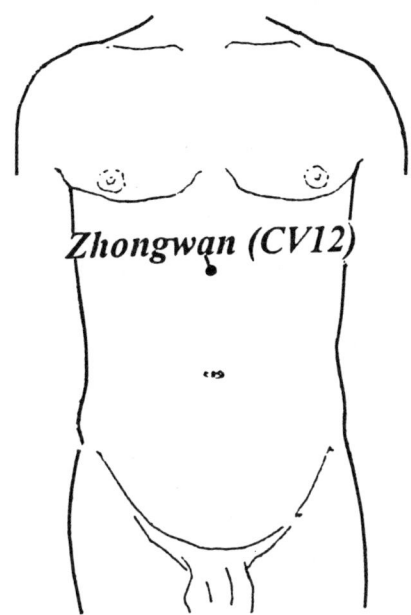

Abb. 116: Lage des Punktes Zhongwan (CV12)

4.4 Magenschmerzen

Die Magenschmerzen werden oft durch
1. übermäßiges Rauchen, Alkoholgenuß und zu scharfes Essen;
2. unregelmäßiges Essen;
3. schlechte Emotionen;
4. Müdigkeit im Zusammenhang mit Erkältung
verursacht.
Die Magenschmerzen sind die Folge der vielen Krankheiten des Magens, z. B. chronische Entzündungen im Magen, Magengeschwüre, Magenkrämpfe und Magenneurosen. Zur Behandlung teilen wir die Magenschmerzen in zwei Typen auf.

4.4.1 Magenschmerzen verursacht durch schlechte Gefühlslage

Symptome:
Man hat Völlegefühl und Druckschmerzen im Bauch. Die Schmerzen strahlen bis zu den Brustkorbseiten aus. Man stößt auf und erbricht oft saures Wasser.

Erklärung der Ursache:

Wegen der schlechten Gefühlslage fließt das Leber-Qi nicht mehr richtig. Wenn es den Magen angreift, werden die Magenschmerzen ausgelöst.

Prinzip der Behandlung:

Regulierung des Leber-Qi und Erholung des Magens.

Punkte und deren Bestimmung:

Zhongwan (CV12) – Abb. 116;

Zushanli (ST36) – Abb. 106;

Neiguan (PC6) – Abb. 108;

Yanglingquan (GB34) – der konkave Punkt vor dem Anfang des Wadenbeins (Abb. 117);

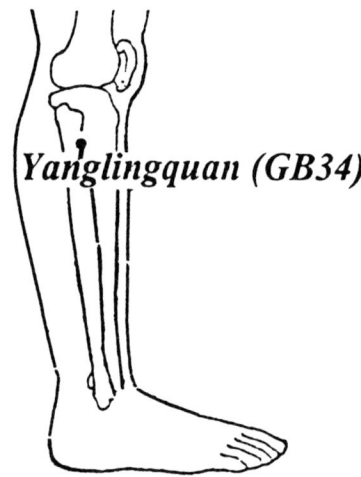

Abb. 117: Lage des Punktes Yanglingquan (GB34)

Taichong (LIV3) – siehe Abb. 115.

Technik:

Den Körper lockerlassen, sich konzentrieren. Mit den Daumen bzw. Fingern auf den Punkten mit mäßigem Druck kreisen. Zum Schluß mit den beiden Handflächen auf beiden Seiten des Brustkorbes mit mäßiger Kraft langsam kreisförmig reiben.

120

Ernährungstherapie:

Sie sollten prinzipiell nur die Lebensmittel mit dem kalt- oder neutral-Attribut essen, wenig Süßes und Saures, und oft leichtverdauliches und warmes Essen zu sich nehmen. Wenig Alkohol trinken, wenig scharfes und stark gewürztes Essen.

4.4.2 Magenschmerzen verursacht durch einen bösartigen Kälte-Einfluß

Symptome:

Man hat leichte Magenschmerzen und erbricht Wasser ohne sauren Geschmack. Der Magen liebt Wärme und verabscheut Kälte. Wenn man den Magen drückt, lassen die Schmerzen nach. Man fühlt sich oft müde und schwach.

Erklärung der Ursache:

Die schlechte Pflege des Magens und die Beeinträchtigung durch einen bösartigen Kälte-Einfluß führen zu einem schwachen und kalten Magen-Zustand.

Prinzip der Behandlung:

Entfernung des bösartigen Kälte-Einflusses und Pflege des Magens.

Punkte und deren Bestimmung:

Zhongwan (CV12) − Abb. 116;
Zushanli (ST36) − Abb. 106;
Neiguan (PC6) − Abb. 108;
Pishu (BL20) − Abb. 105;
Weishu (BL21) − zwei Fingerbreit neben der Wirbelsäule zwischen dem 12. und 13. Wirbel (je ein Punkt auf jeder Seite), siehe Abb. 118.

Technik:

Den Körper lockerlassen, sich konzentrieren. Mit den Daumen bzw. Fingern auf den Punkten kreisen. Zum Schluß mit den Handflächen im Bereich des Magens während der Bauchatmung mit mäßiger Kraft langsam reiben (Bauchmassage).

Bauchatmen:

Sie atmen langsam aus, wobei der Bauch langsam in sich einfällt. Dann atmen Sie wieder langsam ein, so daß der Bauch dick wird.

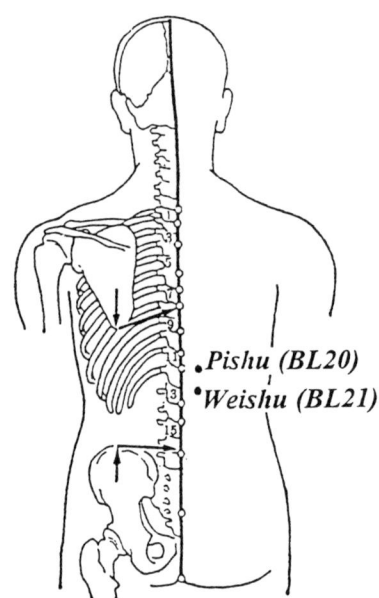

Pishu (BL20)
Weishu (BL21)

Abb. 118: Lage des Punktes Weishu (BL21)

Ernährungstherapie:

Sie sollten nur Lebensmittel mit dem neutral-Attribut essen und leicht-verdauliche und warme Nahrung zu sich nehmen, wenig Alkohol trinken, wenig scharfe und stark gewürzte Speisen essen. Sie dürfen kein Mineralwasser mit viel Kohlensäure und keinen Kaffee trinken.

4.5 Durchfall

Durch eine Allergie, Verdauungsstörung oder eine Erkältung kann Durchfall ausgelöst werden. Wir diskutieren hier nicht den Durchfall, der von Ruhrbazillen verursacht wird, diese Krankheit muß mit Hilfe eines Medikaments behandelt werden.

4.5.1 Akuter Durchfall

Symptome:

Der Durchfall tritt akut auf. Mehrmals am Tag hat man Stuhlgang. Der Stuhl ist flüssig. Man hat oft Bauchschmerzen und Darmgeräusche, bevorzugt Wärme und lehnt Kälte ab.

Erklärung der Ursache:

Wegen unsauberen Essens oder Eindringen von kalter Feuchtigkeit oder von bösartigem Hitze (Feuer)-Einfluß wird die Funktion des Magens und des Darms, die die Nahrung aufspalten und die reinen Anteile zu den anderen Organen transportieren, gestört.

Prinzip der Behandlung:

Regulierung der Funktion des Magens und des Darms.

Punkte und deren Bestimmung:

Zhongwan (CV12) — Abb. 116;

Zusanli (ST36) — Abb. 106;

Tianshu (ST25) — drei Fingerbreit neben dem Bauchnabel (je ein Punkt auf beiden Seiten), siehe Abb. 119;

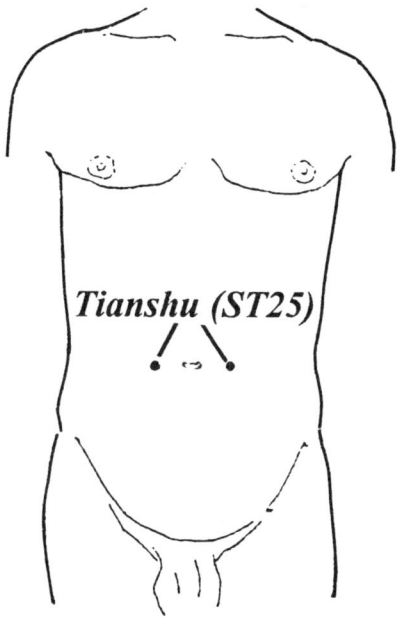

Abb. 119: Lage des Punktes Tianshu (ST25)

Xiajuxu (ST39) — zwölf Fingerbreit unter dem konkaven Punkt der Kniekehle (Außenseite), siehe Abb. 120.

123

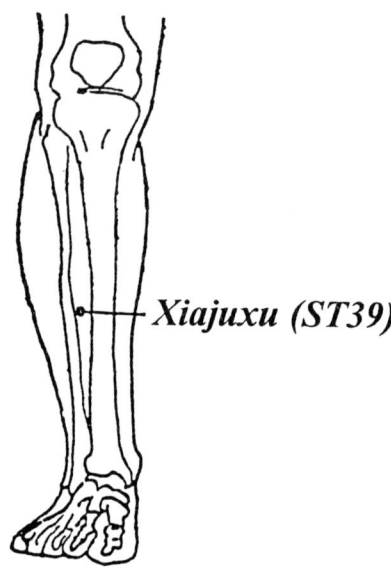

Xiajuxu (ST39)

Abb. 120: Lage des Punktes Xiajuxu (ST39)

Technik:

Den Körper lockerlassen, sich konzentrieren, mit den Daumen bzw. Fingern auf den Punkten mit mäßiger Kraft reiben. Zum Schluß legen Sie ein warmes Kissen auf den Bauchnabel, dann legen Sie beide Handflächen auf das Kissen. Kreisen Sie langsam mit mäßigem Druck um den Nabel.

Ernährungstherapie:

Sie dürfen keine kalten, rohen Speisen essen und keine Milchprodukte zu sich nehmen, Leichtverdauliches und Warmes essen und viel warmen schwarzen Tee trinken.

4.5.2 Chronischer Durchfall

Symptome:

Der Durchfall ist nicht sehr schwer (zwei- bis dreimal Stuhlgang pro Tag). Die Krankheit folgt sehr oft einem akuten Durchfall. Wenn der akute Durchfall nicht richtig geheilt wurde, kann er sich zu einem chronischen Durchfall entwickeln. Wenn man längere Zeit chronischen Durchfall hat, fühlt man sich müde, hat ein bleiches Gesicht, keinen Ap-

124

petit. Man liebt Wärme und verabscheut Kälte (Kältegefühl im Bauch). Manche Betroffene haben jeden Morgen Bauchschmerzen. Erst nach dem Stuhlgang fühlt man sich besser. Der Stuhl ist fast immer sehr weich.

Erklärung der Ursache:
Es mangelt an Qi wegen einer langanhaltenden Krankheit. Die Funktion des Magens und der Milz ist disharmonisch, die Verdauung schlecht.

Prinzip der Behandlung:
Stärkung der Funktion des Magens und der Milz.

Punkte und deren Bestimmung:
Zhongwan (CV12) — Abb. 116;
Tianshu (ST25) — Abb. 119;
Zusanli (ST36) — Abb. 106;
Guanyuan (CV4) — Abb. 104.

Technik:
Den Körper lockerlassen, sich konzentrieren, mit den Daumen bzw. Fingern auf den Punkten mit mäßiger Kraft im Uhrzeigersinn kreisen. Zum Schluß legen Sie die Handflächen leicht auf den Bauch und reiben Sie während der Bauchatmung langsam im Uhrzeigersinn den Bauch (Bauchmassage). Beschreiben Sie zwölf vollständige Kreise.

Ernährungstherapie:
Sie dürfen keine kalten, rohen und scharfen Speisen essen. Sie sollten wenig Milchprodukte und mehr leichtverdauliche sowie warme Speisen zu sich nehmen. Sie können viel warmen schwarzen Tee trinken.

4.6 Stuhlverstopfung

Wenn man harten Stuhl, Schwierigkeit mit dem Stuhlgang oder mehr als zwei Tage keinen Stuhlgang hat, hat man Stuhlverstopfung. Man muß hier die Stuhlverstopfung vom Megakolon unterscheiden. Liegt ein Megakolon vor, so hat man normalerweise mehrere Tage keinen Stuhlgang, manchmal sogar nur einmal wöchentlich. Wir sprechen hier nur die gewöhnliche Stuhlverstopfung an.

Die Ursachen der Stuhlverstopfung sind:
1. häufiges Essen von scharfer, Hitze enthaltender Nahrung, z. B. Rindfleisch, Lammfleisch, Zwiebeln, Knoblauch, Lauch usw.
2. schlechte Emotionen, die die Funktion des Fließens und Verteilens des Darmes beeinflussen.
3. ein schwacher Körper. So haben beispielsweise alte Menschen, Menschen nach schwerer oder langanhaltender Krankheit einen solchen Darm, der keine Kraft zum Verdauen und Verteilen hat.

Wir teilen die Stuhlverstopfung in zwei Typen auf:

4.6.1 Stuhlverstopfung verursacht durch innere Hitze

Symptome:

Man hat wiederholt alle 3 bis 5 Tage einen Stuhlgang, der immer mit Schwierigkeiten verbunden ist. Man fühlt eine ungewöhnliche innere Hitze und ist oft beunruhigt, hat einen trockenen Mund, schlechten Mundgeruch und möchte viel trinken. Hinzu kommen ein Völlegefühl im Bauch und oft Bauchschmerzen.

Erklärung der Ursache:

Wegen des scharfen Essens und der anhaltenden Bevorzugung von Lebensmitteln mit dem warm-Attribut bzw. wegen schlechter Emotionen werden die innere Hitze im Magen und Darm gesammelt und das Jinye wird reduziert. Dies verhindert die normale Aktivität derselben und führt zu der Stuhlverstopfung.

Prinzip der Behandlung:

Entfernung der inneren Hitze im Magen und im Darm.

Punkte und deren Bestimmung:

Zhigou (TE6) − Abb. 114;

Shangjuxu (ST37) − acht Fingerbreit unter der Kniekehle (Außenseite), siehe Abb. 121;

Hegu (LI4) − Abb. 92;

Quchi (LI11) − Abb. 97;

Taichong (LIV3) − Abb. 115;

Daheng (SP15) − vier Fingerbreit neben dem Bauchnabel (je ein Punkt auf beiden Seiten), siehe Abb. 122;

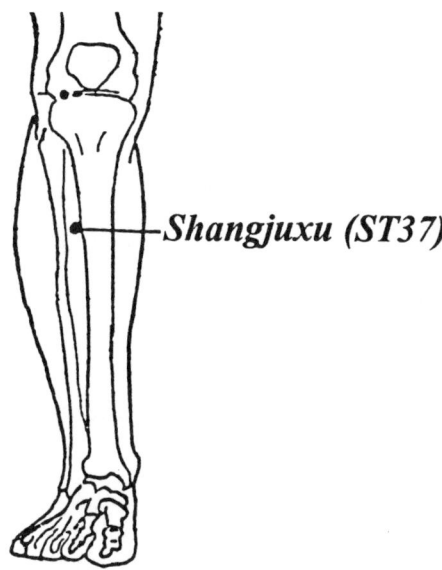

Shangjuxu (ST37)

Abb. 121: Lage des Punktes Shangjuxu (ST37)

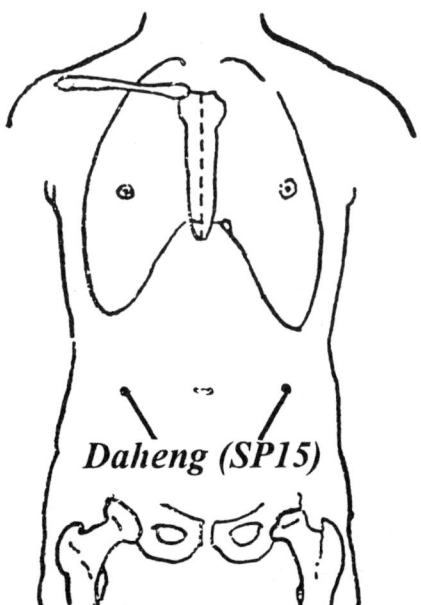

Daheng (SP15)

Abb. 122: Lage des Punktes Daheng (SP15)

Technik:
Den Körper lockerlassen, sich konzentrieren, mit den Daumen auf die Punkte drücken und mit Kraft kreisförmig reiben.

Ernährungstherapie:
Sie sollten Lebensmittel mit dem kalt- oder neutral-Attribut essen. Sie können viel Chrysanthemen-Tee, Spargel, Gurken, Bleichsellerie und Blattsalat zu sich nehmen. Sie dürfen keine Backwaren, Zwiebeln, Lauch, Knoblauch, scharfe und stark gewürzte Speisen, kein Rindfleisch, Lammfleisch oder Hirschfleisch essen. Sie müssen viel trinken.

4.6.2 Stuhlverstopfung verursacht durch mangelnde vitale Energie

Symptome:
Man hat Schwierigkeiten mit dem Stuhlgang und ein blasses Gesicht. Man klagt häufig über Bauchschmerzen, fühlt sich schwach und müde und leidet unter Schwindelanfällen. Man liebt Wärme und verabscheut Kälte.

Erklärung der Ursache:
Wegen langanhaltender Krankheiten, wegen Altersschwäche oder nach einer Geburt haben das Blut und das Qi im Magen und in der Milz starke Verluste erlitten. Die Aktivität von Magen und Milz ist schwach.

Prinzip der Behandlung:
Stärkung der Funktion des Magens und der Milz.

Punkte und deren Bestimmung:
Zhigou (TE6) – Abb. 114;
Shangjuxu (ST37) – Abb. 121;
Daheng (SP15) – Abb. 122;
Qihai (CV6) – Abb. 104;
Zusanli (ST36) – Abb. 106.

Technik:
Den Körper lockerlassen und sich konzentrieren. Mit dem Daumen auf den Punkten abwechselnd leicht und dann nach und nach immer stärker kreisen. Mehrmals wiederholen. Zum Schluß legen Sie die Handflächen leicht auf den Bauch und reiben langsam während der Bauchatmung zwölfmal im Kreis herum (Bauchmassage).

Ernährungstherapie:
Sie müssen viel trinken und jeden Tag Honig einnehmen. Sie sollten viel Blattsalat essen ebenso Yin-Ginseng, und sich mäßig bewegen.

4.7 Bluthochdruck

Es gibt viele Ursachen für Bluthochdruck, deswegen sollte man sich zuerst untersuchen lassen. Man muß wissen, ob eine andere Krankheit den Bluthochdruck verursacht. Ist dies der Fall, so muß diese Krankheit zuerst behandelt werden. Wir diskutieren hier nur den Bluthochdruck, der auch als „essentielle Hypertonie" bezeichnet wird. Die im folgenden dargestellte Methode gilt nur für die erste und zweite Phase des Bluthochdruckes. Für den schweren Zustand muß man noch Arzneimittel zur Hilfe nehmen.

Symptome:
Zunächst fällt einem oft nichts auf, oder man hat nur gelegentlich leichte Kopfschmerzen, Schwindel und Ohrgeräusche. Manchmal kommt noch Schlaflosigkeit hinzu. In fortgeschrittenem Stadium hat man außer den genannten Symptomen noch Probleme mit Herz und Nieren.

Erklärung der Ursache:
1. Der in den Körper eingedrungene bösartige Wind-Einfluß stört den Fluß und die Ausbreitung des Blutes und des Qi.
2. Aufregung oder geistig-seelische Belastungen auf lange Zeit verhindern das Fließen des Leber-Qi, dieses wird dann in Feuer umgewandelt.

Prinzip der Behandlung:
Entfernung des bösartigen Wind-Einflusses und des Leber-Feuers.

Punkte und deren Bestimmung:
Taiyang (EX4) — Abb. 94;
Baihui (GV20) — Abb. 101;
Fenchi (GB20) — Abb. 93;
Quchi (LI11) — Abb. 97;
Neiguan (PC6) — Abb. 108;
Zusanli (ST36) — Abb. 106.

Technik:

1. Setzen Sie sich auf einen Stuhl. Halten Sie den Oberkörper aufrecht-locker und konzentrieren Sie sich. Die Augen blicken gerade aus. Die Hände legen Sie auf die Oberschenkel. Die Füße stehen parallel im Abstand der Schulterbreite. Sie atmen ruhig und gleichmäßig.

2. Mit den Zeigefingern auf den beiden Punkten **Taiyang (EX4)** mit mäßiger Kraft zweiunddreißigmal kreisen.

3. Mit der rechten oder linken Handfläche auf dem Punkt **Baihui (GV20)** sanft im Uhrzeigersinn kreisen. Dies wiederholen Sie zweiunddreißigmal.

4. Mit den Daumen auf den beiden Punkten **Fenchi (GB20)** im Kreis massieren (zweiunddreißigmal).

5. Mit den Handflächen zuerst von der Stirn zum Hinterkopf und dann hinter den Ohren nach unten und von dort den Unterkiefer entlang nach vorne reiben (siehe Abb. 123).

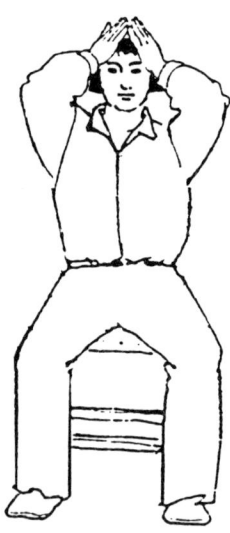

Abb. 123: Bild der Stirnreibung

6. Mit dem linken Daumenballen auf dem Muskel über das Schlüsselbein der rechten Schulter von vorne nach hinten reiben (zweiunddreißigmal). Dann mit dem rechten Daumenballen auf dem linken Muskel in gleicher Weise reiben (Abb. 124).

130

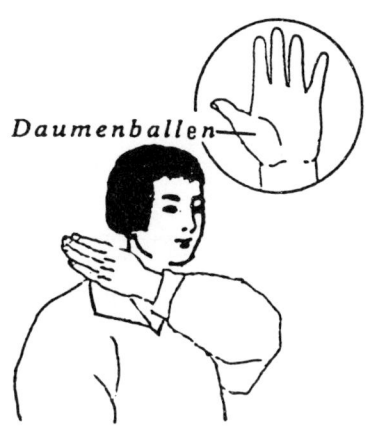

Daumenballen

Abb. 124: Bild der Reibung auf dem Muskel des Schlüsselbeins

7. Mit den Zeigefingern auf den beiden Punkten **Quchi (LI11)** mit kräftigem Druck zweiunddreißigmal kreisen.

8. Mit dem rechten Daumen auf dem Punkt **Neiguan (PC6)** im linken Arm mit mäßiger Kraft massieren. Dann mit dem linken Daumen auf dem Punkt **Neiguan (PC6)** im rechten Arm in gleicher Weise reiben.

9. Mit beiden Daumen auf den jeweiligen Punkten **Zusanli (ST36)** auf beiden Beinen mit kräftigem Druck zweiunddreißigmal kreisen.

10. Zum Schluß lassen Sie den Körper locker und die Arme seitlich herabhängen. Dann ballen Sie leicht beide Fäuste. Winkeln Sie die Arme an und heben Sie sie bis zu der Höhe der Brust. Bewegen Sie dann die Arme nach beiden Seiten. Dann nehmen Sie die Arme wieder herunter und kommen zum Ausgangszustand zurück. Wiederholen Sie diese Bewegung zweiunddreißigmal (siehe Abb. 125).

Ernährungstherapie:

Sie sollten prinzipiell nur Lebensmittel mit dem kalt- oder neutral-Attribut essen. Sie können viel Chrysanthemen-Tee, Spargel, Gurken, Bleichsellerie, Tofu und Sojabohnen zu sich nehmen. Sie sollten wenig Salz, wenig cholesterinhaltige Speisen und wenig Backwaren, Zwiebeln, Lauch, Knoblauch, scharfe und stark gewürzte Speisen, wenig Rindfleisch, Lammfleisch und Hirschfleisch essen und so wenig wie möglich Alkohol trinken.

Sie können 10 Gramm Maishaar in Wasser aufkochen und dann auf kleiner Flamme ca. 15 Minuten kochen. Trinken Sie dann das gekochte Wasser einmal pro Tag.

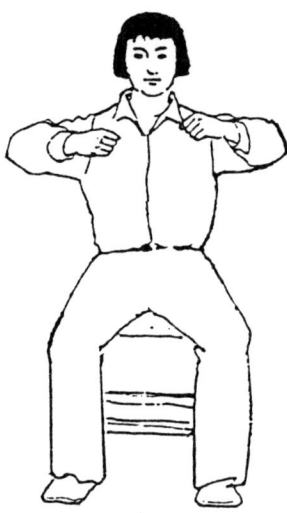

Abb. 125: Bild der Schlußübung

4.8 Schmerzhafte Regelblutung (Dysmenorrhöe)

Die Ursachen der schmerzhaften Regelblutung sind vielseitig. Man sollte sich bei unklaren Fällen untersuchen lassen. Wir diskutieren hier nur die gewöhnlichen Fälle und teilen sie in zwei Typen auf.

4.8.1 Dysmenorrhöe verursacht durch Blutstauung

Symptome:

Die Regelblutung ist behindert. Der Unterbauch schmerzt stark. Die Blutung hat eine purpurrote Farbe und enthält geronnenes Blut. Sobald das geronnene Blut abgeleitet ist, lassen die Schmerzen nach. Man verspürt oft Druckschmerzen an den Brüsten sowie Übelkeit.

Erklärung der Ursache:

Erkältung während der Zeit der Regelblutung oder Störung des Qi-Flusses wegen schlechter Emotionen; dies führt zu einer Blutstauung und verursacht Schmerzen.

132

Prinzip der Behandlung:
Beseitigung der Blutstauung.

Punkte und deren Bestimmung:
Zhongji (CV3) – fünf Fingerbreit unter dem Bauchnabel (siehe Abb. 126);

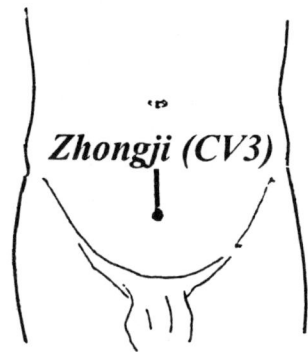

Abb. 126: Lage des Punktes Zhongji (CV3)

Diji (SP8) – vier Fingerbreit unter und hinter dem Anfangspunkt des Schienbeins (Innenseite), siehe Abb. 127;

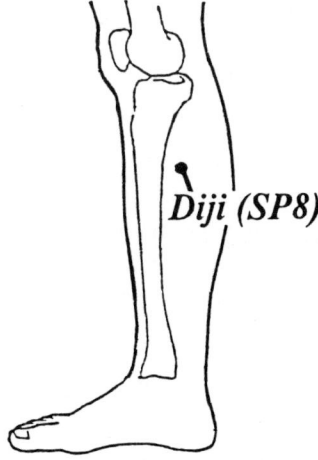

Abb. 127: Lage des Punktes Diji (SP8)

133

Sanyinjiao (SP6) + **Xuanzhong (GB39)** – vier Fingerbreit oberhalb des Knöchels, siehe Abb. 128.

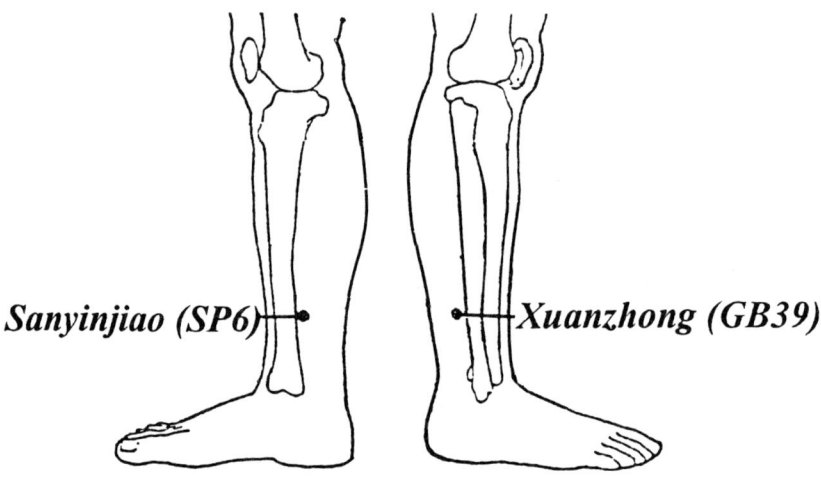

Sanyinjiao (SP6)   *Xuanzhong (GB39)*

Abb. 128: Lage der Punkte Sanyinjiao (SP6) und Xuanzhong (GB39)

Technik:

Den Körper lockerlassen und sich konzentrieren. Mit einem oder zwei Fingern auf den Punkten in den beiden Beinen mit sanften Druck. Zum Schluß legen Sie ein warmes Kissen auf den Unterbauch und reiben ihn dann mit den Handflächen durch das Kissen hindurch.

Sie sollten mit den Reibungen eine Woche vor Beginn der Regelblutungen anfangen und fortfahren, bis die Regelblutung beendet ist.

Ernährungstherapie:

Sie dürfen zwei Tage vor, während und zwei Tage nach der Regelblutung keine kalten Speisen essen und trinken. Sie dürfen während der Zeit der Regelblutung keine sauren und scharfen Speisen zu sich nehmen und sollten warme Speisen und warme Getränke bevorzugen.

4.8.2 Dysmenorrhöe verursacht durch mangelnde vitale Energie

Symptome:

Die Schmerzen treten oft nach der Regelblutung auf und sind im allgemeinen leichterer Art. Der Bauch bevorzugt Wärme. Man fühlt sich müde und möchte oft schlafen, leidet auch häufig unter dem Hexenschuß.

Erklärung der Ursache:
Wegen eines schwachen Körperbaus oder einer langanhaltenden Krankheit kommt es zu einem Mangel an Blut und Qi.

Prinzip der Behandlung:
Stärkung des Blutes und des Qi. Erholung der Chong- und Ren-Meridiane.

Punkte und deren Bestimmung:
Taixi (KI3) + Kunlun (BL60) — Mittelpunkt zwischen dem Knöchel und der Mittellinie der Ferse, siehe Abb. 129;

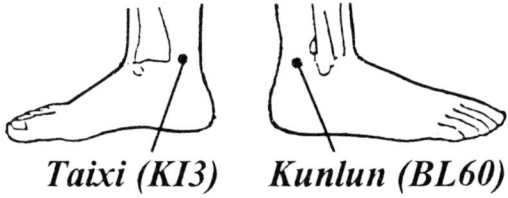

Taixi (KI3)   Kunlun (BL60)

Abb. 129: Lage der Punkte Taixi (KI3) und Kunlun (BL60)

Sanyinjiao (SP6) + Xuanzhong (GB39) — Abb. 128;
Zusanli (ST36) — Abb. 106.

Technik:
Den Körper lockerlassen, sich konzentrieren, mit Daumen und Zeigefinger auf den beiden gegenüberliegenden Punkten mit starkem Druck reiben. Zum Schluß legen Sie die beiden Handflächen auf die Nieren, die Sie von oben nach unten zur Mitte hin reiben. Dann machen Sie während der Bauchatmung eine Bauchmassage.

Sie sollten mit den Reibungen eine Woche vor Beginn der Regelblutung anfangen und sie eine Woche nach der Regelblutung fortführen.

Ernährungstherapie:
Sie dürfen zwei Tage vor, während und zwei Tage nach der Regelblutung keine kalten Speisen essen und trinken und während der Regelblutung keine sauren und scharfen Speisen zu sich nehmen. Sie sollten immer warme Speisen essen.

4.9 Hypofunktion (Unterfunktion) der Organe

Die Funktionen der Organe sind geschwächt und in Disharmonie. Dies wird von folgenden Gründen verursacht:

1. Von Geburt an ist der Körper schwach und wird nicht gut gepflegt.
2. Harte Arbeit und zu viel Geschlechtsverkehr haben die Person ermüdet.
3. Unregelmäßiges Essen verschlechtert die Verdauung, wodurch die Ernährung der Organe mangelhaft wird.

Wir teilen die Hypofunktion in 5 Typen auf:

4.9.1 Hypofunktion verursacht durch eine schwache Funktion des Herzens

Symptome:

Man fühlt sich oft unruhig, müde, atmet kurz und schnell und schwitzt. Man ist vergeßlich, oft schwindelig und hat ein blasses Gesicht. Manchmal herrscht ein Druckgefühl in der Brust. Man schläft schlecht und träumt viel.

Erklärung der Ursache:

Mangel an Herz-Qi und Herz-Blut.

Prinzip der Behandlung:

Stärkung des Herz-Qi und Herz-Blutes.

Punkte und deren Bestimmung:

Shenmen (HT7) − Abb. 108;
Sanyinjiao (SP6) − Abb. 109;
Baihui (GV20) − Abb. 101;
Neiguan (PC6) + Waiguan (TE5) − siehe Abb. 108 und 98.
Laogong (PC8) − bei geschlossener Faust drückt die Mittelfingerspitze gerade auf den Punkt (Abb. 130);

Technik:

Den Körper lockerlassen und sich konzentrieren. Mit dem Daumen auf den Punkten abwechselnd sanft und dann nach und nach mit stärkerem Druck kreisen. Dies wiederholen Sie zweiunddreißigmal.

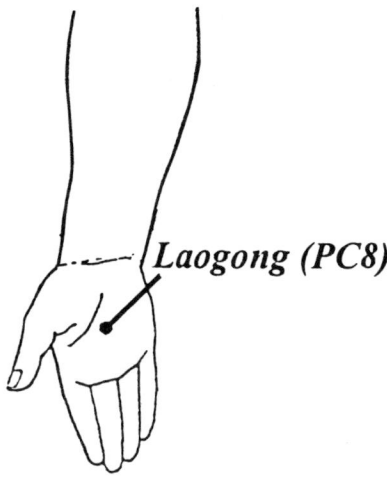

Abb. 130: Lage des Punktes Laogong (PC8)

4.9.2 Hypofunktion verursacht durch eine schwache Funktion des Magens und der Milz

Symptome:

Man hat oft Bauchschmerzen, keinen Appetit, keinen Geschmack und ein eingefallenes Gesicht. Der Bauch liebt Wärme, wenn man ihn drückt, fühlt man sich besser. Man ist müde und hat kalte Glieder. Die Zunge ist dick und hat eine helle Farbe; am Zungenrand sieht man Zahnabdrücke. Im Stuhl befindet sich nicht verdaute Nahrung.

Erklärung der Ursache:

Wegen mangelndem Milz-Qi und Magen-Qi hat man eine schlechte Verdauung.

Prinzip der Behandlung:

Stärkung des Milz- und des Magen-Qi.

Punkte und deren Bestimmung:
Zusanli (ST36) − Abb. 106;
Tianshu (ST25) − Abb. 119;
Weishu (BL21) − Abb. 118;
Pishu (BL20) − Abb. 105.

137

Technik:

Den Körper lockerlassen und sich konzentrieren. Mit dem Daumen auf den Punkten abwechselnd mit leichtem und dann nach und nach mit stärkerem Druck kreisen. Das wiederholen Sie zweiunddreißigmal.

4.9.3 Hypofunktion verursacht durch eine schwache Funktion der Leber

Symptome:

Man fühlt sich oft schwindelig, sieht undeutlich, hat schlecht durchblutete Glieder und Rippenschmerzen. Die Frauen haben eine schwache Regelblutung. Man fühlt sich müde.

Erklärung der Ursache:

Mangel an Leber-Blut, daher können die Meridiane nicht gut ernährt werden.

Prinzip der Behandlung:

Stärkung des Leber-Blutes.

Punkte und deren Bestimmung:

Yinlingquan (SP9) + Yanglingquan (GB34) − der konkave Punkt oberhalb der Innenseite des Wadenbeins, siehe Abb. 131 und 117;

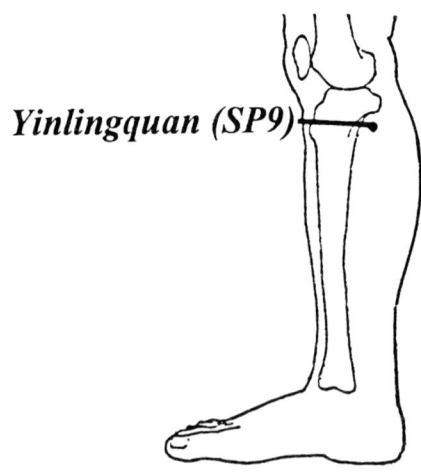

Abb. 131: Lage des Punktes Yinlingquan (SP9)

138

Baihui (GV20) — Abb. 101;
Pishu (BL20) — Abb. 105;
Zusanli (ST36) — Abb. 106

Technik:
Den Körper lockerlassen, sich konzentrieren. Mit den Fingern auf den Punkten mit mäßigem Druck kreisen.

4.9.4 Hypofunktion verursacht durch eine schwache Funktion der Lunge

Symptome:
Man atmet kurz und schnell und hat Probleme beim Sprechen. Die Stimme ist leise. Wenn man sich etwas bewegt, schwitzt man gleich. Man bekommt sehr leicht eine Erkältung und fühlt sich immer müde.

Erklärung der Ursache:
Mangel an Lungen-Qi.

Prinzip der Behandlung:
Stärkung des Lungen-Qi.

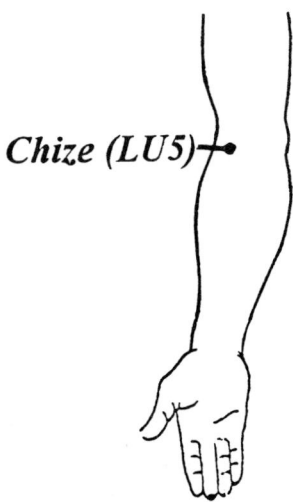

Abb. 132: Lage des Punktes Chize (LU5)

139

Punkte und deren Bestimmung:

Chize (LU5) – Wenn man den Arm beugt, sieht man eine Linie in der Ellenbeuge. Der Punkt liegt etwas oberhalb des Mittelpunktes der Linie (siehe Abb. 132).

Pishu (BL20) – Abb. 105;
Zusanli (ST36) – Abb. 106;
Yanglingquan (GB34) – Abb. 117.

Technik:

Den Körper lockerlassen, sich konzentrieren. Mit den Fingern auf den Punkten mit mäßigem Druck kreisen.

4.9.5 Hypofunktion verursacht durch eine schwache Funktion der Nieren

Symptome:

Man hat Hexenschuß, Ohrensausen, schwindendes Hörvermögen und Angst vor Kälte. Der Urin hat eine helle Farbe und ist reichlich. Männer leiden manchmal unter Spermatorrhoe und sind oft impotent. Frauen haben viel weißen Ausfluß.

Erklärung der Ursache:

Mangel an Nieren-Yin und Schwäche des Nieren-Yang.

Prinzip der Behandlung:

Stärkung des Nieren-Yin und Nieren-Yang.

Punkte und deren Bestimmung:

Shenshu (BL23) – Abb. 110;
Guanyuan (CV4) – Abb. 104;
Zusanli (ST36) – Abb. 106.
Mingmen (GV4) – Verbinden Sie die beiden obersten Punkte der beiden Hüftbeine. Der Punkt liegt in der Mitte der Verbindungslinie (auf der Wirbelsäule), siehe Abb. 133.

Technik:

Den Körper lockerlassen und sich konzentrieren. Mit dem Daumen auf den Punkten abwechselnd sanft und dann nach und nach mit stärkerem Druck kreisen. Dies wiederholen Sie zweiunddreißigmal. Zum Schluß legen Sie die beiden Handflächen auf die Nieren. Reiben Sie leicht von oben nach unten zur Mitte (Nierenmassage).

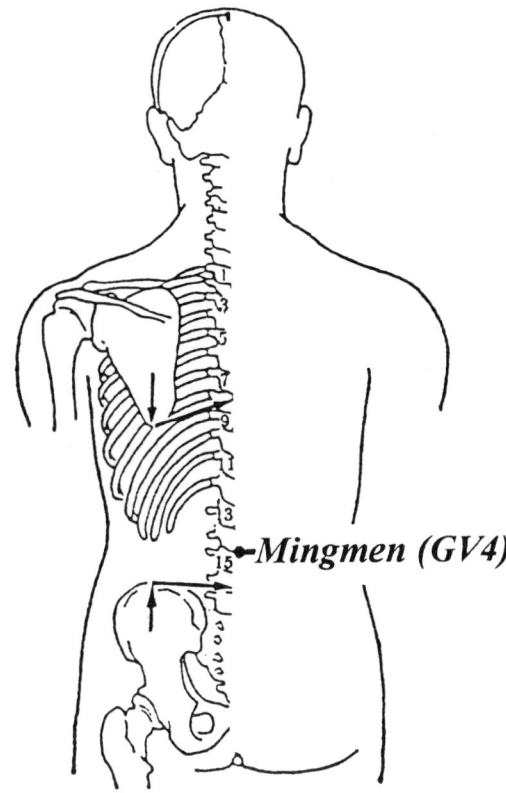

Mingmen (GV4)

Abb. 133: Lage des Punktes Mingmen (GV4)

Ernährungstherapie:

(Sie gilt für alle 5 Typen). Sie sollten Sport treiben oder Qigong-Übung machen. Sie können Ginseng und Gelee Royale einnehmen.

Bemerkung:

Wenn ein Organ des Körpers schwach ist, wird es mit der Zeit die anderen Organe beeinflussen, das heißt, auch diese werden nach und nach schwach und nicht mehr richtig arbeiten, da zwischen allen Organen ein sehr enger Zusammenhang besteht. Deshalb ist oftmals nicht nur ein einzelnes Organ geschwächt, sondern gleichzeitig sind zwei oder drei Organe betroffen. Man kann in diesem Fall die oben genannten Methoden für den einzelnen Typ gemeinsam anwenden.

Register

143